An Essay on the Shaking Palsy

James Parkinson 1817

Un ensayo sobre la parálisis agitante

(Edición facsimilar del original con versión completa al español)

Rafael González Maldonado

Jesús M. Morata Pérez

UN

ENSAYO

SOBRE LA

PARÁLISIS AGITANTE

POR

JAMES PARKINSON,

MIEMBRO DEL REAL COLEGIO DE CIRUJANOS

LONDRES

IMPRESO POR WHITTINGHAN Y ROWLAND,

PARA SHEROOD, NEELY, Y JONES,

PATERNOSTER ROX.

1817

**Edición facsimilar del original con versión
completa al español**

Rafael González Maldonado, PhD, MD
Jesús M. Morata Pérez, PhD

Título: **Un ensayo sobre la parálisis agitante, James Parkinson 1817**
Subtítulo: *Edición facsimilar con versión completa al español.*

Editores: **Rafael González Maldonado y Jesús M. Morata Pérez**

Granada, abril 2017.

Edición especial 200 aniversario de *An Essay on the Shaking Palsy*, James Parkinson, London 1817.

ISBN: 978-84-617-9181-1

Una edición muy especial

Este año se cumple el segundo centenario de la publicación de una obrita singular: *An Essay on the Shaking Palsy*[1] (London 1817). Es seguro que su autor, el doctor James Parkinson, no llegó a imaginar la influencia y la difusión que los conceptos vertidos en ella alcanzarían con el paso del tiempo, y menos aún el interés y la atención que de modo creciente recibe la enfermedad que lleva su nombre.

Esta publicación demuestra que con escasos recursos y una equilibrada relación entre intuición, observación y buen sentido, es posible aportar logros decisivos en el campo de las ciencias, y en este caso en el de la medicina.

James Parkinson (1755-1824), hombre polifacético, curioso e inquieto, ha pasado a la historia por haber identificado un síndrome (un *género*, para su tiempo), que hasta él carecía de entidad propia, y se perdía en un conjunto disperso de síntomas de parálisis y temblor que sus colegas encuadraban en una amplia variedad de cuadros clínicos.

El *Ensayo sobre la parálisis agitante* se ha convertido en un clásico de la literatura médica universal,

---

[1] Parkinson, James: *An essay on the shaking palsy*, London, 1817.

y hemos entendido que merecía la pena ofrecer a los lectores hispanohablantes una traducción al español, sujeta a las exigencias de rigor médico y filológico acorde con la dignidad de la obra. La edición que ofrecemos traduce todos los textos del original, incluidas las citas latinas de autoridad recogidas por Parkinson. Hemos procurado, además, que el lenguaje, sobre ser naturalmente fiel al contenido, fluya con la naturalidad propia del castellano del siglo XXI.

Somos conscientes de la extraordinaria importancia que en las últimas décadas han alcanzado los nuevos medios de comunicación, y en particular la imparable expansión de internet. Es nuestro deseo que esta versión del *Ensayo* de Parkinson resulte accesible a cuantas personas se interesen por esta obra tan centenaria como joven, y que, a la vez, sirva de merecido homenaje a una figura pionera de la ciencia contemporánea.

Granada, abril 2017

Rafael González Maldonado.
Neurólogo.

Jesús M. Morata Pérez.
Doctor en Filología Hispánica.

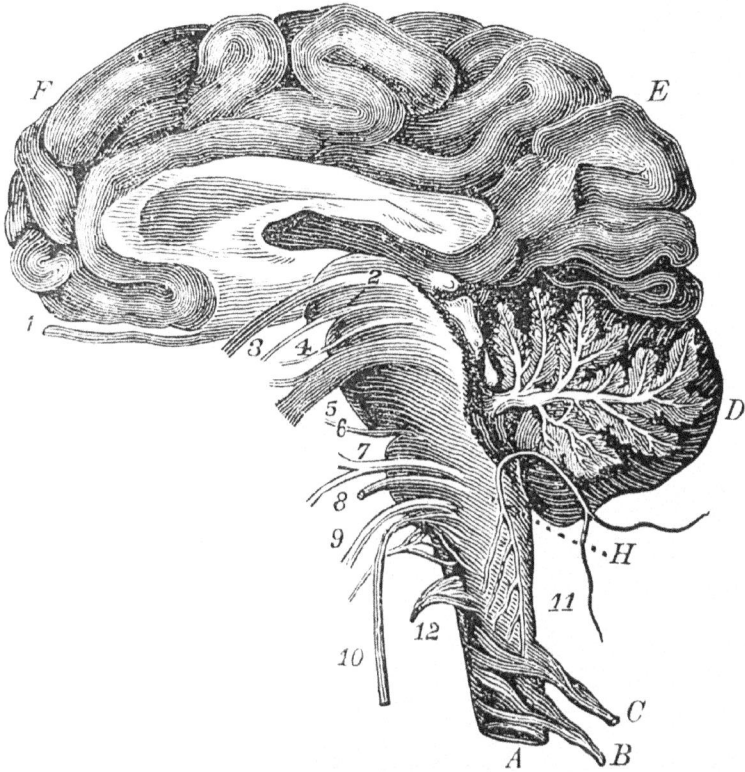

SUPPOSED PROXIMATE CAUSE.

A diseased state of the *medulla spinalis*, in
that part which is contained in the
canal, formed by the superior cervical
vertebræ, and extending, as the disease
proceeds, to the *medulla oblongata*.

N. Ed. La "supuesta causa próxima" de la enfermedad según James Parkinson: Un proceso morboso de la *medulla spinalis*, en el segmento que ocupa el canal formado por las vértebras cervicales superiores, y que se va extendiendo, conforme avanza la enfermedad, a la *medulla oblongata*.

AN

ESSAY

ON THE

SHAKING PALSY.

———

BY

JAMES PARKINSON,

MEMBER OF THE ROYAL COLLEGE OF SURGEONS.

———

LONDON:

PRINTED BY WHITTINGHAM AND ROWLAND,
Goswell Street,

FOR SHERWOOD, NEELY, AND JONES,
PATERNOSTER ROW.

1817.

UN

ENSAYO

SOBRE LA

PARÁLISIS AGITANTE

POR

JAMES PARKINSON,

MIEMBRO DEL REAL COLEGIO DE CIRUJANOS

LONDRES

IMPRESO POR WHITTINGHAN Y ROWLAND,

PARA SHEROOD, NEELY, Y JONES,

PATERNOSTER ROX.

1817

PREFACE.

THE advantages which have been derived from the caution with which hypothetical statements are admitted, are in no instance more obvious than in those sciences which more particularly belong to the healing art. It therefore is necessary, that some conciliatory explanation should be offered for the present publication: in which, it is acknowledged, that mere conjecture takes the place of experiment; and, that analogy is the substitute for anatomical examination, the only sure foundation for pathological knowledge.

When, however, the nature of the subject, and the circumstances under which it has been here taken up, are considered, it is

PREFACIO

Los beneficios que proporciona la cautela a la hora de presentar cualquier hipótesis, en pocas ámbitos resultan tan evidentes como en el de las ciencias que se ocupan en particular del arte de curar. Por eso es necesario que demos algunas explicaciones que justifiquen esta publicación. Reconocemos que aquí hacemos conjeturas en lugar de experimentos, y que nuestras deducciones por analogías sustituyen a la exploración anatómica, único fundamento sólido para conocer la patología.

Sin embargo si tenemos en cuenta la naturaleza de este asunto y las circunstancias en que aquí se ha desarrollado,

hoped that the offering of the following pages to the attention of the medical public, will not be severely censured. The disease, respecting which the present inquiry is made, is of a nature highly afflictive. Notwithstanding which, it has not yet obtained a place in the classification of nosologists; some have regarded its characteristic symptoms as distinct and different diseases, and others have given its name to diseases differing essentially from it; whilst the unhappy sufferer has considered it as an evil, from the domination of which he had no prospect of escape.

The disease is of long duration : to connect, therefore, the symptoms which occur in its later stages with those which mark its commencement, requires a continuance of observation of the same case, or at least a correct history of its symptoms, even for several years. Of both these advantages the writer has had the opportunities of avail-

esperamos que no se juzguen con severidad las páginas siguientes que sometemos a la opinión médica. La enfermedad que nos ocupa en este estudio es, por su naturaleza, muy penosa. A pesar de ello, hasta ahora no ha encontrado acomodo en la clasificación de los nosólogos; algunos han considerado sus síntomas característicos como si fueran enfermedades específicas y diferentes, y otros han dado su nombre a dolencias sustancialmente distintas de ella; y mientras, el infeliz paciente la contempla como un mal del que no puede escapar.

La enfermedad es de larga duración; por tanto, para conectar los síntomas que aparecen en las últimas etapas con los que revelan su comienzo se requiere continuidad en la observación del mismo caso o, al menos, plasmar una historia correcta de sus síntomas durante varios años. El que esto escribe dispuso de ambas posibilidades,

ing himself; and has hence been led particularly to observe several other cases in
which the disease existed in different stages
of its progress. By these repeated observations, he hoped that he had been led to a
probable conjecture as to the nature of the
malady, and that analogy had suggested such
means as might be productive of relief, and
perhaps even of cure, if employed before
the disease had been too long established.
He therefore considered it to be a duty to
submit his opinions to the examination of
others, even in their present state of imma-
turity and imperfection.

To delay their publication did not, indeed,
appear to be warrantable. The disease had
escaped particular notice; and the task of
ascertaining its nature and cause by anatomical investigation, did not seem likely to be
taken up by those who, from their abilities
and opportunities, were most likely to ac-
complish it. That these friends to huma-

y por ello se ha dedicado especialmente a observar casos en que la enfermedad se mostraba en diferentes fases de su evolución. Mediante observaciones repetidas el autor espera haber llegado a hipótesis verosímiles sobre la naturaleza de la enfermedad y, por analogía, se sugiere que tales procedimientos podrían producir alivio, y quizá hasta curación, si se emplean antes de que el padecimiento se haya prolongado demasiado.

Por tanto, el autor se siente obligado a presentar sus opiniones para que otros las examinen, incluso en su estado actual inmaduro e imperfecto.

De hecho, no sería razonable retrasar su publicación. La enfermedad no ha suscitado especial interés; y no creemos probable que los que, por sus capacidades y oportunidades, tendrían más posibilidad de lograrlo, asuman la tarea de verificar su naturaleza y su causa mediante investigación anatómica. Es de desear que esos benefactores de la

nity and medical science, who have already
unveiled to us many of the morbid processes
by which health and life is abridged, might
be excited to extend their researches to this
malady, was much dèsired; and it was hoped,
that this might be procured by the publication of these remarks.

Should the necessary information be thus
obtained, the writer will repine at no censure which the precipitate publication of
mere conjectural suggestions may incur;
but shall think himself fully rewarded by
having excited the attention of those, who
may point out the most appropriate means
of relieving·a tedious and most distressing
malady.

humanidad y de la ciencia médica, que ya nos han desvelado muchos de los procesos mórbidos que menguan la salud y la vida, se motiven y extiendan sus investigaciones hacia esta enfermedad; y eso pretendemos con la publicación de estas anotaciones.

Si así pudiera lograrse la información necesaria, el autor no se quejará de que se censure esta precipitada publicación de meras conjeturas y sugerencias, sino que se sentiría plenamente recompensado por haber llamado la atención de los que pueden encontrar los medios apropiados para tratar una enfermedad tan duradera y molesta.

CONTENTS.

Chap. I.

CONTENIDO

AN

ESSAY

ON THE

SHAKING PALSY.

━━━━━

CHAPTER I.

DEFINITION—HISTORY—ILLUSTRATIVE CASES.

━━━━━

SHAKING PALSY. *(Paralysis Agitans.)*

Involuntary tremulous motion, with lessened
muscular power, in parts not in action and
even when supported ; with a propensity
to bend the trunk forwards, and to pass
from a walking to a running pace : the
senses and intellects being uninjured.

THE term Shaking Palsy has been vaguely
employed by medical writers in general.
By some it has been used to designate or-

B

UN
ENSAYO
SOBRE LA
PARÁLISIS AGITANTE

========

CAPÍTULO I

DEFINICIÓN. HISTORIA. CASOS ILUSTRATIVOS

PARÁLISIS AGITANTE (*paralysis agitans*)

Movimiento tembloroso involuntario, con disminución de la fuerza muscular, en partes que no están activas e incluso cuando reposan; con tendencia a inclinar el tronco adelante y a cambiar de un ritmo de paseo al de carrera; los sentidos y la inteligencia están ilesos.

La mayoría de escritores médicos emplea de modo impreciso el término *parálisis agitante*. Algunos lo usan para denominar

dinary cases of Palsy, in which some slight tremblings have occurred; whilst by others it has been applied to certain anomalous affections, not belonging to Palsy.

The shaking of the limbs belonging to this disease was particularly noticed, as will be seen when treating of the symptoms, by Galen, who marked its peculiar character by an appropriate term. The same symptom, it will also be seen, was accurately treated of by Sylvius de la Boe. Juncker also seems to have referred to this symptom: having divided tremor into active and passive, he says of the latter, " ad affectus semiparalyticos pertinent; de qualibus hic agimus, quique *tremores paralytoidei* vocantur." Tremor has been adopted, as a genus, by almost every nosologist; but always unmarked, in their several definitions, by such characters as would embrace this disease. The celebrated Cullen, with his accustomed accuracy observes, "Tremorem, utpote semper symptomaticum, in numerum generum recipere nollem; species autem a Sauvagesio recensitas, prout mihi vel astheniæ vel paralysios, vel convulsionis symptomata esse viden-

casos comunes de parálisis en los que aparecen algunos temblores leves, mientras que otros lo aplican a ciertos procesos patológicos que no se corresponden con la parálisis

La sacudida de miembros asociada a esta enfermedad fue detalladamente descrita por Galeno (como veremos al tratar sobre los síntomas), que remarcó su carácter peculiar dándole un término apropiado. Es el mismo uso –como comprobaremos– que hace acertadamente Sylvius de la Boë. Parece que también Juncker hizo alusión a este síntoma: había separado el temblor activo del pasivo, y dice de éste último: *"ad affectus semiparalyticos pertinent; de qualibus hic agimus, quique tremores paralytoidei vocantur"*[2]. El temblor se considera un género por casi todos los nosólogos, pero nunca destacan, en sus variadas definiciones, las cualidades singulares que adopta en esta enfermedad. El célebre Cullen, con su acostumbrada agudeza, dice: *"Tremorem, utpote semper symptomaticum, in numerum generum recipere nollem; species autem a Sauvagesio recensitas, prout mihi vel astheniae vel paralysios, vel convulsionis symptomata esse viden-*

---

[2] "Pertenece a las afecciones semiparalíticas, sobre las cuales tratamos aquí, y que se denominan *temblores paralitoides*".

tur, his subjungam*. Tremor can mdeed only be considered as a symptom, although several species of it must be admitted. In the present instance, the agitation produced by the peculiar species of tremor, which here occurs, is chosen to furnish the epithet by which this species of Palsy, may be distinguished.

HISTORY.

So slight and nearly imperceptible are the first inroads of this malady, and so extremely slow is its progress, that it rarely happens, that the patient can form any recollection of the precise period of its commencement. The first symptoms perceived are, a slight sense of weakness, with a proneness to trembling in some particular part; sometimes in the head, but most commonly in one of the hands and arms. These symptoms gradually increase in the part first affected; and at an uncertain period, but seldom in less than twelvemonths or more, the morbid influence is felt in some other part. Thus assuming one of the

* Synopsis Nosologiæ Methodicæ.—Tom. ii. p. 195.

tur, his subjungam"[3]. De hecho, el temblor puede entenderse como sólo un síntoma, aunque habría que admitir que se presenta bajo varias formas. En el asunto que nos ocupa, la agitación que produce este tipo especial de temblor es lo que nos lleva a escoger el epíteto con el que deben distinguirse estas especies de *parálisis*.

HISTORIA

Las manifestaciones iniciales de la enfermedad son tan leves y casi imperceptibles, y tan extremadamente lentas en su progresión, que es raro que el paciente recuerde el momento exacto en que comenzaron. Los primeros síntomas que advierte son una ligera sensación de debilidad, con predisposición a que tiemble alguna parte en concreto: una mano o un brazo es lo habitual, aunque a veces puede ser la cabeza. Estas molestias aumentan paulatinamente en la zona que primero se afectó; y en un tiempo variable, aunque por lo común superior a los doce meses e incluso más, el avance de la enfermedad se presenta en alguna otra zona. Así pues, como al principio ataca

---

* *Synopsis Nosologiae Methodicae*, Tom. II, pág. 195.

[3] "El temblor, por cuanto es siempre un síntoma, yo no querría incluirlo en la enumeración de los *géneros*; más bien lo encuadraré entre las *especies* de Sauvages, por cuanto me parecen síntomas de astenia, de parálisis o de convulsión".

hands and arms to be first attacked, the other, at this period becomes similarly affected. After a few more months the patient is found to be less strict than usual in preserving an upright posture : this being most observable whilst walking, but sometimes whilst sitting or standing. Sometime after the appearance of this symptom, and during its slow increase, one of the legs is discovered slightly to tremble, and is also found to suffer fatigue sooner than the leg of the other side : and in a few months this limb becomes agitated by similar tremblings, and suffers a similar loss of power.

Hitherto the patient will have experienced but little inconvenience; and befriended by the strong influence of habitual endurance, would perhaps seldom think of his being the subject of disease, except when reminded of it by the unsteadiness of his hand, whilst writing or employing himself in any nicer kind of manipulation. But as the disease proceeds, similar employments are accomplished with considerable difficulty, the hand failing to answer with exactness to the dictates of the will. Walking

a una de las manos y brazos, es en ese plazo cuando se afecta la otra extremidad de manera similar. Unos meses después encontramos que el paciente no se esmera en mantener su porte erguido. Y eso se nota más cuando camina, pero a veces cuando se sienta o está de pie. En ocasiones, después de este síntoma, que sigue aumentando lentamente, se descubre que una de las piernas tiembla un poco, y que también se fatiga antes que la del otro lado; y en pocos meses ya todo el miembro se agita con temblores parecidos y sufre una pérdida de fuerza similar.

Hasta aquí el paciente sólo tenía pequeñas incomodidades; y eso, junto a su habitual persistencia, hace que raramente piense en la enfermedad, excepto cuando cae en la cuenta de que su mano está insegura al escribir o al realizar actividades manuales que requieren mayor habilidad. Pero conforme avanza la enfermedad, ese tipo de tareas se ejecutan con gran dificultad, y la mano no responde con precisión a lo que su voluntad demanda. Para conseguir caminar

becomes a task which cannot be performed without considerable attention. The legs are not raised to that height, or with that promptitude which the will directs, so that the utmost care is necessary to prevent frequent falls.

At this period the patient experiences much inconvenience, which unhappily is found daily to increase. The submission of the limbs to the directions of the will can hardly ever be obtained in the performance of the most ordinary offices of life. The fingers cannot be disposed of in the proposed directions, and applied with certainty to any proposed point. As time and the disease proceed, difficulties increase: writing can now be hardly at all accomplished; and reading, from the tremulous motion, is accomplished with some difficulty. Whilst at meals the fork not being duly directed frequently fails to raise the morsel from the plate: which, when seized, is with much difficulty conveyed to the mouth. At this period the patient seldom experiences a suspension of the agitation of his limbs. Commencing, for instance in one arm, the

ya tiene que prestar mucha atención a esa tarea. No mueve las piernas tan alto o rápido como él quisiera, y para evitar las frecuentes caídas se exige el máximo cuidado.

En esta etapa el paciente sufre ya muchas molestias y, desgraciadamente, ve cómo aumentan día a día. Las extremidades se resisten a las indicaciones de la voluntad y casi nunca concluyen satisfactoriamente las tareas elementales de la vida cotidiana. No consigue que los dedos se coloquen en la postura deseada ni que lleguen con precisión al punto previsto. Conforme avanzan el tiempo y la enfermedad, las dificultades son mayores: le cuesta mucho completar un escrito, y la lectura está limitada por el movimiento tembloroso. En las comidas no maneja bien el tenedor, y con frecuencia falla al levantar algo del plato, y, si el trozo es grande, le cuesta mucho llevarlo a la boca. En esta fase la agitación de sus miembros raramente se detiene. Si comienza, por ejemplo, en un brazo, el

wearisome agitation is borne until beyond sufferance, when by suddenly changing the posture it is for a time stopped in that limb, to commence, generally, in less than a minute in one of the legs, or in the arm of the other side. Harassed by this tormenting round, the patient has recourse to walking, a mode of exercise to which the sufferers from this malady are in general partial; owing to their attention being thereby somewhat diverted from their unpleasant feelings, by the care and exertion required to ensure its safe performance.

But as the malady proceeds, even this temporary mitigation of suffering from the agitation of the limbs is denied. The propensity to lean forward becomes invincible, and the patient is thereby forced to step on the toes and fore part of the feet, whilst the upper part of the body is thrown so far forward as to render it difficult to avoid falling on the face. In some cases, when this state of the malady is attained, the patient can no longer exercise himself by walking in his usual manner, but is thrown on the toes and forepart of the feet; being, at the same

fastidioso temblor va aumentando más de lo soportable hasta que, por un cambio repentino de postura, cesa unos momentos en esa extremidad, para volver a empezar, por lo general antes de que pase un minuto, en una de las piernas, o en el brazo del otro lado. Acosado por esta mortificante secuencia, el paciente recurre a caminar, una actividad restringida para la mayoría de estos pacientes, porque se distraen con sus molestas sensaciones, y tienen que esforzarse y estar atentos para andar con seguridad.

Al avanzar la enfermedad, el paciente pierde hasta el alivio transitorio que sentía cuando se atenuaba la agitación. Ya no puede evitar la tendencia a inclinarse adelante, de modo que se ve forzado a andar apoyando los dedos y la parte anterior de sus pies, mientras que la porción superior del cuerpo se lanza hacia delante, tanto que a duras penas evita caer de bruces. En algunos casos, cuando llega a esta fase de la dolencia, el paciente ya no puede salir solo a caminar con normalidad, sino que se apoya sobre la parte delantera de sus pies y dedos, y, al mismo tiempo,

time, irresistibly impelled to take much
quicker and shorter steps, and thereby to
adopt unwillingly a running pace. In
some cases it is found necessary entirely to
substitute running for walking; since other-
wise the patient, on proceeding only a very
few paces, would inevitably fall.

In this stage, the sleep becomes much
disturbed. The tremulous motion of the
limbs occur during sleep, and augment
until they awaken the patient, and frequently with much agitation and alarm.
The power of conveying the food to the
mouth is at length so much impeded that he
is obliged to consent to be fed by others.
The bowels, which had been all along torpid,
now, in most cases, demand stimulating
medicines of very considerable power: the
expulsion of the fæces from the rectum sometimes requiring mechanical aid. As the disease proceeds towards its last stage, the trunk
is almost permanently bowed, the muscular
power is more decidedly diminished, and
the tremulous agitation becomes violent.
The patient walks now with great difficulty,
and unable any longer to support himself

se ve impelido a dar pasos mucho más cortos y rápidos y, por tanto, a adoptar automáticamente un ritmo de carrerilla. En algunos casos le es imprescindible reemplazar esa forma de correr por la de pasear, porque, de otro modo, se caería inevitablemente en cuanto diera unos pocos pasos.

En este estadio el sueño se trastorna mucho. El movimiento tembloroso de las extremidades aparece y aumenta durante el sueño hasta que se despierta el paciente, muy agitado y habitualmente alarmado. Ya no puede llevarse la comida a la boca, y tiene que aceptar que otros le den de comer. Los intestinos, que ya se movían con lentitud, ahora casi siempre requieren medicinas estimulantes muy potentes; a veces expulsar las heces desde el recto exige ayuda mecánica. Conforme la enfermedad avanza hacia su etapa final, el tronco casi siempre está encorvado, la fuerza muscular ha menguado claramente, y la agitación temblorosa se ha vuelto violenta. Ahora el paciente está muy impedido para caminar, y por sí mismo ya no puede mantenerse

with his stick, he dares not venture on this exercise, unless assisted by an attendant, who walking backwards before him, prevents his falling forwards, by the pressure of his hands against the fore part of his shoulders. His words are now scarcely intelligible; and he is not only no longer able to feed himself, but when the food is conveyed to the mouth, so much are the actions of the muscles of the tongue, pharynx, &c. impeded by impaired action and perpetual agitation, that the food is with difficulty retained in the mouth until masticated; and then as difficultly swallowed, Now also, from the same cause, another very unpleasant circumstance occurs: the saliva fails of being directed to the back part of the fauces, and hence is continually draining from the mouth, mixed with the particles of food, which he is no longer able to clear from the inside of the mouth.

As the debility increases and the influence of the will over the muscles fades away, the tremulous agitation becomes more vehement. It now seldom leaves him for a moment; but even when exhausted

con su bastón; no se atreve a andar, salvo con ayuda de un asistente que, por delante de él, camine de espaldas, mientras sus manos se aprietan contra la parte delantera de los hombros, para no caer de frente. Sus palabras se vuelven poco inteligibles; y ya no sólo es incapaz de alimentarse él mismo, sino que cuando llega la comida a su boca, los músculos de la lengua, la faringe y algunos otros están tan trastornados por los movimientos anormales y la continua agitación, que resulta difícil mantener la comida en la boca hasta masticarla, y además hay problemas al tragarla. También entonces, por la misma causa, vemos otra situación muy desagradable: como no puede llevar la saliva hacia la zona posterior de la garganta, se le derrama por los labios, mezclada con los restos de comida que él ya no es capaz de vaciar de la boca.

Conforme la debilidad aumenta y va perdiendo el control voluntario de los músculos, la agitación temblorosa se hace más enérgica. Ya no cesa ni un momento; hasta cuando su naturaleza, exhausta,

nature seizes a small portion of sleep, the
motion becomes so violent as not only to
shake the bed-hangings, but even the floor
and sashes of the room. The chin is now
almost immoveably bent down upon the
sternum. The slops with which he is attempted to be fed, with the saliva, are continually trickling from the mouth. The
power of articulation is lost. The urine
and fæces are passed involuntarily; and at
the last, constant sleepiness, with slight de-
lirium, and other marks of extreme exhaustion, announce the wished-for release.

Case I.

Almost every circumstance noted in the
preceding description, was observed in a case
which occurred several years back, and
which, from the particular symptoms which
manifested themselves in its progress; from
the little knowledge of its nature, acknowledged to be possessed by the physician who
attended; and from the mcde of its termi-
nation; excited an eager wish to acquire
some further knowledge of its nature and
cause.

c

aprovecha una pequeña parte de sueño, el movimiento se vuelve tan violento, que no sólo se mueven las barandillas de la cama, sino incluso el suelo y los marcos de la habitación. Entonces el mentón queda casi fijo, doblado sobre el esternón. Los trozos de comida con que intenta alimentarse, mezclados con la saliva, le chorrean continuamente por la boca. Ha perdido la capacidad de articular palabras. La orina y las heces se le escapan sin querer; y cuando llega su final, una somnolencia constante, con cierto delirio y otras señales de extenuación extrema, anuncian la anhelada liberación.

CASO I

Casi todo lo que destacamos en la descripción anterior se veía en un caso sucedido varios años antes, y que suscitó en mí un vivo interés por comprender mejor su naturaleza y su causa: por los síntomas singulares que aparecieron en la evolución, por el escaso conocimiento de la materia (como reconoció el médico que le atendía) y por el modo en que finalizó.

The subject of this case was a man rather more than fifty years of age, who had industriously followed the business of a gardener, leading a life of remarkable temperance and sobriety. The commencement of the malady was first manifested by a slight trembling of the left hand and arm, a circumstance which he was disposed to attribute to his having been engaged for several days in a kind of employment requiring considerable exertion of that limb. Although repeatedly questioned, he could recollect no other circumstance which he could consider as having been likely to have occasioned his malady. He had not suffered much from Rheumatism, or been subject to pains of the head, or had ever experienced any sudden seizure which could be refered to apoplexy or hemiplegia. In this case, every circumstance occurred which has been mentioned in the preceding history.

Case II.

The subject of the case which was next noticed was casually met with in the street. It was a man sixty-two years of age; the

El sujeto era un hombre que sobrepasaba con mucho los cincuenta años, y que había ejercido laboriosamente su oficio de jardinero, llevando una vida de notoria templanza y sobriedad. El comienzo de la enfermedad se manifestó primero por un ligero temblor de la mano y brazo izquierdos, circunstancia que él atribuía a que, durante varios días, estuvo ocupado en un tipo de tarea que requería mucha labor con ese miembro. Aunque se le preguntó repetidamente, no pudo recordar ninguna otra situación que él considerase la causa probable de esta dolencia. Apenas había sufrido de reumatismo, ni había padecido dolores de cabeza, ni cualquier convulsión aguda que pudiera relacionarse con apoplejía o hemiplejía. En este caso se dieron todas las circunstancias mencionadas en la historia precedente.

Caso II

Al siguiente sujeto que describimos lo encontramos por casualidad en la calle. Era un hombre de sesenta y dos años.

greater part of whose life had been spent as an attendant at a magistrate's office. He had suffered from the disease about eight or ten years. All the extremities were considerably agitated, the speech was very much interrupted, and the body much bowed and shaken. He walked almost entirely on the fore part of his feet, and would have fallen every step if he had not been supported by his stick. He described the disease as having come on very gradually, and as being, according to his full assurance, the consequence of considerable irregularities in his mode of living, and particularly of indulgence in spirituous liquors. He was the inmate of a poor-house of a distant parish, and being fully assured of the incurable nature of his complaint, declined making any attempts for relief.

Case III.

The next case was also noticed casually in the street. The subject of it was a man of about sixty-five years of age, of a remarkable athletic frame. The agitation of the limbs, and indeed of the head and of the whole body, was too vehement to allow it

Durante la mayor parte de su vida había ejercido como auxiliar en la oficina de un magistrado. Llevaba padeciendo la enfermedad entre ocho y diez años. Sus cuatro extremidades se movían a sacudidas, el lenguaje se interrumpía constantemente, y su cuerpo estaba muy arqueado y agitado. Caminaba casi exclusivamente sobre la parte delantera de sus pies, y se habría caído a cada paso, si no hubiera sido por el apoyo de su bastón. Contaba que la enfermedad fue apareciendo de manera muy gradual, y estaba plenamente convencido de que fue a consecuencia de su modo de vida, muy irregular, y sobre todo a su afición a beber licores fuertes. Había estado recluido en el hospicio de una lejana parroquia y, como estaba seguro de que su dolencia era incurable, rechazó cualquier tentativa de remedio.

Caso III

También en la calle y por azar descubrimos este otro caso. Se trataba de un hombre de aproximadamente sesenta y cinco años, de ostensible configuración atlética. La agitación de las extremidades, y también de la cabeza y de todo el cuerpo, era demasiado impetuosa

to be designated as trembling. He was entirely unable to walk; the body being so bowed, and the head thrown so forward, as to oblige him to go on a continued run, and to employ his stick every five or six steps to force him more into an upright posture, by projecting the point of it with great force against the pavement. He stated, that he had been a sailor, and attributed his complaints to having been for several months confined in a Spanish prison, where he had, during the whole period of his confinement, lain upon the bare damp earth. The disease had here continued so long, and made such a progress, as to afford little or no prospect of relief. He besides was a poor mendicant, requiring as well as the means of medical experiment, those collateral aids which he could only obtain in an hospital. He was therefore recommended to make trial if any relief could, in that mode, be yielded him. The poor man, however, appeared to be by no means disposed to make the experiment.

para denominarla *temblor*. Estaba completamente incapacitado para pasear normalmente; tenía el cuerpo tan encorvado y la cabeza tan echada adelante, que se veía obligado a ir en continua carrerilla, y, cada cinco o seis pasos, para intentar enderezarse, empujaba la punta de su bastón contra el pavimento, golpeándolo con mucha fuerza. Afirmó que había sido marino, y atribuía sus dolencias a que había estado encarcelado en una prisión española, donde había pasado todo su encierro tumbado sobre tierra húmeda. La enfermedad había continuado ya aquí, y había empeorado tanto, que ofrecía poca o ninguna esperanza de remedio. Era además un pobre mendigo que necesitaba, al par de los medios para el ensayo médico, las ayudas complementarias que sólo podría obtener en un hospital. Por eso se le recomendó que reflexionara sobre si, de ese modo, podría aprovecharse de alguna ventaja. Sin embargo el pobre hombre no estaba dispuesto de ninguna manera a hacer ese experimento.

Case IV.

The next case which presented itself was that of a gentleman about fifty-five years, who had first experienced the trembling of the arms about five years before. His application was on account of a considerable degree of inflammation over the lower ribs on the left side, which terminated in the formation of matter beneath the fascia. About a pint was removed on making the necessary opening; and a considerable quantity discharged daily for two or three weeks. On his recovery from this, no change appeared to have taken place in his original complaint; and the opportunity of learning its future progress was lost by his removal to a distant part of the country.

Case V.

In another case, the particulars of which could not be obtained, and the gentleman, the lamented subject of which was only seen at a distance, one of the characteristic symptoms of this malady, the inability for motion, except in a running pace, appeared to exist in an extraordinary degree. It seemed

Caso IV

El siguiente enfermo se presentó él mismo. Era un caballero de aproximadamente cincuenta y cinco años, que lo primero que notó, cinco años atrás, fue temblor de brazos. Solicitaba atención debido a una considerable inflamación sobre las costillas inferiores del lado izquierdo, que provocaba una acumulación purulenta debajo de la fascia. Cuando se le hizo el drenaje adecuado, se evacuó casi medio litro de pus, que siguió saliendo en cantidad considerable durante dos o tres semanas. Tras recobrarse de ello, no se percibió ningún cambio respecto de su queja original, y perdimos la posibilidad de conocer su evolución futura porque emigró a una lejana zona del país.

Caso V

En este otro caso no pudimos obtener datos personales, y el caballero, un sujeto al que lamentamos haber visto sólo desde cierta distancia, parecía tener en grado destacado uno de los síntomas típicos de la enfermedad: la incapacidad para moverse si no es avanzando en carrerilla. Daba la impresión

to be necessary that the gentleman should be supported by his attendant, standing before him with a hand placed on each shoulder, until, by gently swaying backward and forward, he had placed himself in equipoise; when, giving the word, he would start in a running pace, the attendant sliding from before him and running forward, being ready to receive him and prevent his falling, after his having run about twenty paces.

CASE VI.

In a case which presented itself to observation since those above-mentioned, every information as to the progress of the malady was very readily obtained. The gentleman who was the subject of it is seventy-two years of age. He has led a life of temperance, and has never been exposed to any particular situation or circumstance which he can conceive likely to have occasioned, or disposed to this complaint; which he rather seems to regard as incidental upon his advanced age, than as an object of medical attention. He however recollects, that about twenty years ago, he was troubled

de que este hombre necesitaba ir apoyándose en su asistente, de pie delante de él, colocando las manos sobre cada uno de sus hombros, hasta que, mediante suaves balanceos atrás y adelante, lograba equilibrarse él mismo; entonces, dando una voz, lograba comenzar una marcha a la carrera, mientras por delante el ayudante se desplazaba y corría avanzando, preparado para recogerle y evitar su caída, después de que hubiese dado unos veinte pasos.

Caso VI

De este paciente que, como los arriba mencionados, se presentó para observación por sí mismo, obtuvimos fácilmente una información completa sobre la evolución de la enfermedad. El sujeto era un caballero de setenta y dos años. Había llevado una vida moderada, y nunca se vio expuesto a ninguna situación o circunstancia especial que él pudiera concebir como causa probable o como predisposición de su padecimiento. Él lo asociaba más a su edad avanzada que a un asunto de interés médico. Sin embargo recordaba que, aproximadamente veinte años antes, sufrió

with lumbago, which was severe and lasted some time. About eleven or twelve, or perhaps more, years ago, he first perceived weakness in the left hand and arm, and soon after found the trembling commence. In about three years afterwards the right arm became affected in a similar manner: and soon afterwards the convulsive motions affected the whole body, and began to interrupt the speech. In about three years from that time the legs became affected. Of late years the action of the bowels had been very much retarded; and at two or three different periods had, with great difficulty, been made to yield to the action of very strong cathartics. But within the last twelvemonths this difficulty has not been so great; perhaps owing to an increased secretion of mucus, which envelopes the passing fæces, and which precedes and follows their discharge in considerable quantity.

About a year since, on waking in the night, he found that he had nearly lost the use of the right side, and that the face was much drawn to the left side. His medi-

un lumbago intenso y que se prolongó cierto tiempo. Cuando pasaron once o doce años, o quizá algo más, notó primero debilidad en la mano y brazo izquierdos, y poco después observó que comenzaba el temblor. Habían transcurrido aproximadamente otros tres años cuando el brazo derecho se afectó de forma similar, y poco después las sacudidas se esparcieron por todo el cuerpo y comenzaron a interrumpir el habla. Siguieron tres años en los que ya se alteraron las piernas. En años postreros la movilidad de los intestinos se hizo excesivamente lenta, y hubo dos o tres temporadas en que fue difícil resolverla, aun administrando purgantes muy potentes. Sin embargo en los últimos doce meses no hubo tanto problema, quizá debido a que aumentó el moco que envuelve las heces a su paso, y se secretaba en cantidad considerable antes y después de su descarga.

Más o menos un año después, al despertarse de noche, notó que casi había perdido el control de su lado derecho, y que la cara se torcía mucho a la izquierda. El médico

cal attendant saw him the following day, when he found him languid, with a small and quick pulse, and without pain in the head or disposition to sleep. Nothing more therefore was done than to promote the action of the bowels, and apply a blister to the back of the neck, and in about a a fortnight the limbs had entirely recovered from their palsied state. During the time of their having remained in this state, neither the arm nor the leg of the paralytic side was in the least affected with the tremulous agitation; but as their paralysed state was removed, the shaking returned.

At present he is almost constantly troubled with the agitation, which he describes as generally commencing in a slight degree, and gradually increasing, until it arises to such a height as to shake the room; when, by a sudden and somewhat violent change of posture, he is almost always able to stop it. But very soon afterwards it will commence in some other limb, in a small degree, and gradually increase in violence; but he does not remember the thus checking of it, to have been followed by any injurious

que le atendía le vio al día siguiente; le encontró lánguido, con pulso débil y rápido, y sin dolor de cabeza ni tendencia a dormir. Por eso no se hizo nada más que facilitar la movilidad de los intestinos y aplicar una vesícula en la piel de detrás del cuello; en unas dos semanas las extremidades se recuperaron de su parálisis. Durante el tiempo que permaneció en esta situación, la agitación temblorosa no afectó lo más mínimo ni al brazo ni a la pierna del lado paralizado, pero conforme mejoraba la parálisis, volvía el temblor.

Ahora casi de continuo le trastorna la agitación que, según describe, suele empezar despacio, y se acrecienta hasta alcanzar un punto en que parece sacudir la habitación. En ocasiones, con un cambio de postura rápido y algo brusco, consigue pararlo, pero enseguida comienza en alguna otra extremidad, de forma leve, y gradualmente incrementa su violencia. Sin embargo, él no recuerda que, por haberlo retenido así, le produjera después efecto perjudicial alguno.

effect. When the agitation had not been thus interrupted, he stated, that it gradually extended through all the limbs, and at last affected the whole trunk. To illustrate his observation as to the power of suspending the motion by a sudden change of posture, he, being then just come in from a walk, with every limb shaking, threw himself rather violently into a chair, and said, " Now I am as well as ever I was in my life." The shaking completely stopped; but returned within two minutes' time.

He now possessed but little power in giving a required direction to the motions of any part. He was scarcely able to feed himself. He had written hardly intelligibly for the last three years; and at present could not write at all. His attendants observed, that of late the trembling would sometimes begin in his sleep, and increase until it awakened him: when he always was in a state of agitation and alarm.

On being asked if he walked under much apprehension of falling forwards? he said he suffered much from it; and replied in the

D

Cuando la agitación no se interrumpe de esa manera, dice que se extiende paulatinamente a los cuatro miembros y que al final se afecta todo el tronco. Para ilustrar su observación sobre la capacidad de detener el movimiento con un cambio rápido de postura, justo mientras él caminaba con las extremidades temblando, se echó bruscamente sobre una silla y dijo: "Ahora me encuentro tan bien como nunca estuve en mi vida". Las sacudidas cesaron por completo. Pero volvieron a los dos minutos.

Ahora apenas mueve parte alguna de su cuerpo en la dirección deseada. Es casi incapaz de alimentarse solo. Durante los tres últimos años escribía de modo poco inteligible, y ya no puede escribir nada. Sus cuidadores han notado que recientemente el temblor a veces empieza mientras duerme y aumenta hasta que le despierta, mientras que antes siempre permanecía agitado y en situación de alarma.

Al preguntarle si caminaba con miedo de caer hacia adelante, dijo que eso le hacía sufrir mucho; y respondió

affirmative to the question, whether he experienced any difficulty in restraining himself from getting into a running pace? It being asked, if whilst walking he felt much apprehension from the difficulty of raising his feet, if he saw a rising pebble in his path? he avowed, in a strong manner, his alarm on such occasions; and it was observed by his wife, that she believed, that in walking across the room, he would consider as a difficulty the having to step over a pin.

The preceding cases appear to belong to the same species : differing from each other, perhaps, only in the length of time which the disease had existed, and the stage at which it had arrived.

afirmativamente a la pregunta de si notaba algún impedimento en contenerse para no salir corriendo. Al plantearle si, mientras andaba, sentía mucho temor por la dificultad de levantar los pies si encontraba una piedra grande en su camino, confesó de modo enérgico que en tales ocasiones se alarmaba; y su esposa dijo que ella creía que, al caminar por la habitación, para él resultaba un problema tener que pasar por encima de un alfiler.

Los casos que preceden parece que corresponden a la misma *especie*. Quizá se diferencien entre sí sólo en el lapso de tiempo en el que transcurre la enfermedad y en la etapa en que ha aparecido.

19

CHAP. II.

PATHOGNOMONIC SYMPTOMS EXAMINED—*TRE-MOR COACTUS—SCELOTYRBE FESTINANS.*

I⊤ has been seen in the preceding history of the disease, and in the accompanying cases, that certain affections, the tremulous agitations, and the almost invincible propensity to run, when wishing only to walk, eaeh of which has been considered by nosologists as distinct diseases, appear to be pathognomonic symptoms of this malady. To determine in which of these points of view these affections ought to be regarded, an examination into their nature, and an inquiry into the opinions of preceding writers respecting them, seem necessary to be attempted.

———

I. *Involuntary tremulous motion, with lessened voluntary muscular power, in parts, not in action, and even supported.*

I⊤ is necessary that the peculiar nature of this tremulous motion should be ascertained, as well for the sake of giving to it its proper

CAPÍTULO II

En la historia de la enfermedad que hemos descrito, y en los casos que la acompañan, vimos que algunas afecciones se manifiestan como síntomas patognomónicos de esta dolencia: las agitaciones temblorosas y la casi invencible tendencia a caminar a la carrerilla, aunque sólo se desee pasear; y a ambas los nosólogos las consideraban como patologías distintas. Para establecer desde cuál de estos puntos de vista hay que abordar estas afecciones, creemos necesario estudiar su naturaleza y consultar la opinión de escritores precedentes.

I. *Movimiento involuntario tembloroso, con disminución de fuerza muscular voluntaria en partes del cuerpo que no están activas e incluso en reposo.*

Necesitamos estar seguros de que este movimiento tembloroso es de naturaleza peculiar para denominarlo apropiadamente,

designation, as for assisting in forming probable conjectures, as to the nature of the
malady, which it helps to characterise.
Tremors were distinguished by Juncker into
Active, those proceeding from sudden affection of the minds, as terror, anger, &c. and
Passive, dependant on debilitating causes,
such as advanced age, palsy, &c*. But a
much more satisfactory and useful distinction is made by Sylvius de la Boë into those
tremors which are produced by attempts at
voluntary motion, and those which occur
whilst the body is at rest†. Sauvages distin-
guishes the latter of these species (*Tremor*

* Junckeri conspect. de tremore.

† Sect. v. Ubi autem solito pauciores deferunter ad
eadem organa spiritus animales, imperfectæ ac imbe-
cillæ observantur fieri eadem functiones, in motu tremulo et infirmo, nec diu durante, in visu debili, ac mox
defatigato, &c.

Sect. xix. Inæqualiter, inordinatè, ac præter con-
traque voluntatem moventur spiritus animales per nervos ad partes mobiles, in motu convulsivo, ac tremore,
quassuve membrorum coacto.

Distinguendus namque his tremor quiescente licet ac
decumbente corpore molustus a motu tremulo, de quo
dictum. Sect. v. Quique quiescente corpore cessat,
eodemque iterum moto repetit.

Sect. xxv. Coactus tremor debetur animalibus spi-
ritibus inordinatè ac continuo, cum aliquo impetu ad

para ayudar a forjar hipótesis verosímiles y para llegar a la esencia de la enfermedad a la que da carácter. Juncker separó los temblores en *activo* (causado por afecciones agudas de la mente, como terror, ira, etc.) y *pasivo* (debido a factores debilitantes como edad avanzada, parálisis, etc.*). Sin embargo Sylvius de la Boë hace una distinción mucho más satisfactoria y útil entre los temblores: los que se producen al intentar un movimiento voluntario, y los que aparecen cuando el cuerpo está en reposo†). Sauvages individualiza el último de éstos (*tremor coactus*)

---

* Junckeri conspect. *De tremore*.

† Sección V. Pero cuando los impulsos anímicos llegan a los mismos órganos en número menor de lo habitual, se observa que sus propias funciones se desarrollan de modo inseguro y débil, con movimiento tembloroso, inconstante y poco duradero, visión escasa y pronta fatiga.

Sección XIX. Los impulsos anímicos se desplazan a través de los nervios hasta las partes móviles de modo desigual y descoordinado, con movimiento convulsivo y temblor o con golpeo involuntario de los miembros.

Debemos distinguir entre el molesto temblor del cuerpo en reposo o acostado, y el movimiento tembloroso del que se ha hablado en la Sección V, y que cesa con el cuerpo en reposo, pero se reanuda con el mismo movimiento.

Sección XXV. El temblor obligado se debe a que los impulsos anímicos son llevados a través de los nervios de forma desordenada, continua e impetuosa,

21

Coactus) by observing, that the tremulous parts leap, and as it were vibrate, even when supported : whilst every other tremor, he observes, ceases, when the voluntary exertion for moving the limb stops, or the part is supported, but returns when we will the limb to move; whence, he says, tremor is distinguished from every other kind of spasm *.

A small degree of attention will be sufficient to perceive, that Sauvages, by this just distinction, actually separates this kind of tremulous motion, and which is the kind peculiar to this disease, from the Genus Tremor. In doing this he is fully warranted by the observations of Galen on the same subject, as noticed by Van Swieten†. " Binas has tremoris species‡ Galenus sub-

---

trementium membrorum musculos per nervos propulsis : sive fuerit is universalis, sive particularis, sive corpus fuerit ad huc robustum sive debile, Sylvii de la Boë. Prax. lib. i. cap. xlii.

* Nosolog. Methodic. Auctore Fr. Boissier de Sauvages, Tomi. II. Partis ii. p. 54. 1763.

† Comment. in Herman. Boerhaav. Aphorismos. Tom. ii. p. 181.

‡ De tremore. Cap. 3 and 4. Chart, Tom. vii. p. 200 201.

y destaca que las partes temblorosas palpitan, como si vibrasen, aun cuando están apoyadas; por el contrario –advierte él– cualquier otro temblor cesa si se detiene el movimiento voluntario de la extremidad, o en reposo, pero reaparece al intentar activar el miembro; por ese motivo –dice– ese temblor difiere de cualquier otro tipo de espasmo*.

No hay que esmerarse mucho para comprender que Sauvage, con esta división ajustada, en realidad ha separado ese tipo de movimiento tembloroso, que es el rasgo distintivo de la enfermedad, del género *temblor*. Pero al hacerlo le avalan totalmente, como apuntó Van Swieten†, las observaciones de Galeno sobre el mismo asunto. *"Binas has tremoris species‡. Galenus sub-*

---

hasta los músculos de los miembros que tiemblan. (Sobre si es un rasgo universal o particular, o si el cuerpo presenta un estado robusto o débil, véase Sylvius de la Boë, *Prax*. Lib. I. Cap. XIII).

* *Nosología methodica*, de François Boissier de Sauvages. Tomo II, pág. 54 de la II Parte. 1763.

† Commentario, en Herman. Boerhaav. *Aphorismos*. Tom. II. p. 181.

‡ *De tremore*. Cap. 3 y 4. Chart, Tom. VII, p. 200-20:

tiliter distinxit, atque etiam diversis nominibus insignivit, tremor enim (τρόμ⊕) facultatis corpus moventis et vehentis infirmitate oboritur.   Quippe nemo, qui artus movere non instituerit tremet.   Palpitantes autem partes, etiam in quiete fuerint, etiamsi nullum illis motum induxeris palpitant.   Ideo primam (*posteriorem*) modo descriptam tremoris speciem, quando quiescenti homini involuntariis illis et alternis motibus agitantur membra, palpitationem (πάλμον) dixit, posteriorem (*primam*) vero, quæ non fit nisi homo conetur partes quasdam movere tremorem vocavit."

Under this authority the term palpitation may be employed to mark those morbid motions which chiefly characterise this disease, notwithstanding that this term has been anticipated by Sauvages, as characteristic of another species of tremor*.   The

* Sect. xvi. *Tremor palpitans*, Preysinger classis morborum.   *Palmos* Galeni.

In tremoribus vulgaribus, æqualibus temporum intervallis, non musculus, sed artus ipsemet alternatim attollitur aut deprimitur, aut in oppositas partes it atque redit per minima tamen spatiola; in palpitatione verò

*tiliter distinxit, atque etiam diversis nominibus insig-
nivit, tremor enim (τϱ Ò μος) facultatis corpus moventis et vehentis infirmitate oboritur. Quippe nemo, qui
artus movere non instituerit tremet. Palpitantes autem
partes, etiam in quiete fuerint, etiamsi nullum illis motum induxeris palpitant. Ideo primam (posteriorem)
modo descriptam tremoris speciem, quando quiescenti
homini involuntariis illis et alternis motibus agitantur
membra, palpitationem (παλμος) dixit, posteriorem
(primam) vero, quae non fit nisi homo conetur partes
quasdam movere tremorem vocavit"*[4].

Según esta autoridad debe usarse el término *palpitación* para señalar los movimientos patológicos
que caracterizan fundamentalmente esta enfermedad,
a pesar de que ese nombre lo reservó Sauvages para
aludir a otras especies de temblor*.

---

* *Sección XVI. Tremor palpitans, Preysinger classis morborum. Palmos Galeni.*
En los temblores ordinarios, en intervalos iguales de tiempo, no es el músculo, sino la propia articulación la que sube o
baja, o va y viene entre las partes opuestas por cortos espacios
de tiempo; en cambio, en la palpitación,

[4] Galeno distinguió sutilmente estas dos especies de temblor, e incluso les dio nombres diferentes. El temblor (del griego
tromos) procede de un debilitamiento de la facultad de mover
y desplazar el cuerpo, ya que nadie temblaría si no pretendiera
mover sus articulaciones, y sin embargo las partes palpitantes,
aun en reposo, y aunque no se les reclame ningún movimiento,
palpitan, Así pues, a la primera (posterior) especie de temblor
descrita (la que se produce cuando los miembros de un individuo en estado de reposo resultan agitados por movimientos
voluntarios y alternantes) la llamó palpitación (en griego, palmos); y a la posterior (primera) -que sólo se produce cuando el
individuo intenta mover algunas partes- la denominó temblor.)"

separation of palpitation of the limbs (*Palmos*
of Galen, *Tremor Coactus* of de la Boë) from
tremor, is the more necessary to be in-
sisted on, since the distinction may assist in
leading to a knowledge of the seat of the
disease. It is also necessary to bear in mind,
that this affection is distinguishable from
tremor, by the agitation, in the former, occurring whilst the affected part is supported
and unemployed, and being even checked
by the adoption of voluntary motion ; whilst
in the latter, the tremor is induced immediately on bringing the parts into action.
Thus an artist, afflicted with the malady
here treated of, whilst his hand and arm is
palpitating strongly, will seize his pencil,
and the motions will be suspended, allow-

sine ullo ordine musculi unius lacertus subito subsilit,
nec regulariter continuoque movetur, sed nunc semel aut
bis, nunc minimè intra idem tempus subsilit ; an causa
irritans in sensorio communi, an in musculo ipse palpitante Quærenda sit, ignoramus. *Nosologiæ Methodicæ*,
Vol. I. p. 559. 1768.

But the adoption which Sauvages has made of this
term, will not be regarded as an absolute prohibition
from the employment of it here ; since the *tremor pal-*
pitans of Sauvages should be considered rather as a palpitation of the muscles, whilst the motion which is so
prominent a symptom in this disease, may be considered
as a palpitation of the limbs.

Es imprescindible insistir en separar la palpitación de las extremidades (*palmos* en Galeno, *tremor coactus* en De la Boë) del temblor, puesto que tal distinción puede ayudar a conocer dónde se localiza la enfermedad. También hay que tener presente que este síntoma se diferencia del *temblor por agitación,* que, en el primero, aparece mientras la parte afectada está apoyada o en reposo, e incluso llega a frenarse si se activa; y por el contrario, en el segundo, el temblor se produce en cuanto esas partes empiezan a moverse. De ese modo, si un pintor aquejado de esta enfermedad, con intensas palpitaciones en su mano y su brazo, quiere coger el pincel, esos movimientos se detendrán,

---

sin la orden de un solo músculo, el brazo súbitamente salta y se mueve sin regularidad ni continuidad, sino que lo hace en algunas ocasiones una o dos veces, y en otras apenas durante el mismo tiempo. Ignoramos si la causa irritativa ha de buscarse en el sensorio común o en el propio músculo palpitante. Vol. I de *Nosologia Methodica,* pág. 559, 1768.

Pero el hecho de que Sauvages haya adoptado este término, no nos impide utilizarlo aquí, puesto que lo que él llama *tremor palpitans* debe considerarse más bien una palpitación de los músculos, mientras que el movimiento, que es un síntoma tan característico de esta enfermedad, ha de entenderse como una palpitación de las extremidades.

ing him to use it for a short period; but in tremor, if the hand be quite free from the affection, should the pen or pencil be taken up, the trembling immediately commences.

II. *A propensity to bend the trunk forwards, and to pass from a walking to a running pace.*

THIS affection, which observation seems to authorise the being considered as a symptom peculiar to this disease, has been mentioned by few nosologists: it appears to have been first noticed by Gaubius, who says, " Cases occur in which the muscles duly excited into action by the impulse of the will, do then, with an unbidden agility, and with an impetus not to be repressed, accelerate their motion, and run before the unwilling mind. It is a frequent fault of the muscles belonging to speech, nor yet of these alone: I have seen one, who was able to run, but not to walk *."

* Est et ubi musculi, recte quidem ad voluntatis nutum in actum concitati, injussa dein agilitate atque impetu non reprimendo motus suos accelerant, mentemque invitam præcurrunt. Vitium loquelæ musculis

y le permitirán utilizarlo durante un rato; pero en el *temblor*, si la mano está quieta, cuando intente asir el pincel, las oscilaciones se reanudarían enseguida.

II. *La tendencia a inclinar el tronco adelante y a cambiar de un ritmo de paseo al de carrera.*

Algunos nosólogos habían mencionado este trastorno, cuya observación nos permite considerarlo como un síntoma típico de la enfermedad. Parece que el primero que lo destacó fue Gaubius, que dice: "Hay casos en que los músculos, debidamente estimulados por el impulso de la voluntad, se activan con una agilidad desordenada, con ímpetu sin freno aceleran su movimiento y se anticipan a lo que la mente dispone. Este fallo es frecuente en los músculos que participan en el lenguaje, pero no sólo en ellos: he visto a un hombre que era capaz de correr pero no de caminar*".

---

*"Y ello ocurre cuando los músculos, aun estimulados correctamente para realizar alguna acción impulsada por la voluntad, con una agilidad desbocada y un ímpetu irrefrenable, aceleran sus movimientos y se anticipan –contra sus deseos– a la mente. Es un trastorno frecuente de los músculos de las lengua,

25

Sauvages, referring to this symptom, says, another disease which has been very rarely seen by authors, appears to be referable to the same genus (Scelotyrbe, of which he makes *Chorea sancti viti* the first species); which, he says, "I think cannot be more fitly named than hastening or hurrying Scelotyrbe (*Scelotyrbem festinantem, seu festiniam*)."

Scelotyrbe festinans, he says, is a peculiar species of scelotyrbe, in which the patients, whilst wishing to walk in the ordinary mode, are forced to run, which has been seen by Carguet and by the illustrious Gaubius; a similar affection of the speech, when the tongue thus outruns the mind, is termed volubility. Mons. de Sauvages attributes this complaint to a want of flexibility in the muscular fibres. Hence, he supposes, that the patients make shorter steps, and strive with a more than common exertion or impetus to overcome the resistance; walking with a quick and hastened step, as if hurried along against their will. *Chorea Viti*, he

frequens, nec bis solis tamen proprium : vidi enim, qui currere, non gradi, poterat*.

* Institution, Patholog. Medicinal. Auctore. H. D. Gaubio. 751.

E

Refiriéndose a este síntoma, comenta Sauvages otra enfermedad que los autores han visto en raras ocasiones, y que parece relacionarse con el mismo género (*Scelotyrbe*[5], del cual la *Chorea Sancti Viti* sería su primera especie); y que, dice él: "Creo que no hay denominación mejor que *Scelotyrbe* apresurada o acelerada (*Scelotyrbem festinatem, seu festiniam*)"[12]*.

Scelotyrbe festinans, dice, es una especie peculiar de *scelotyrbe* en la que los pacientes, cuando quieren caminar de modo normal, se ven forzados a correr (lo que ya vieron Carguet y el ilustre Gaubius). A una afección similar del habla, cuando la lengua se adelanta a la mente, se la llama *locuacidad*. El señor De Sauvages atribuye esta dolencia a una falta de flexibilidad de las fibras musculares. Por ello supone que el paciente da pasos más cortos y le dedica un esfuerzo o un ímpetu mayor de lo habitual para superar la resistencia, caminando con un paso más rápido y apresurado, como si corriera contra su voluntad. La *Chorea Viti*, dice,

---

pero no exclusivo de ellos: yo he visto algún paciente que era capaz de correr pero no de andar".

* *Institutiones Pathologiae medicinalis*, de H. D. Gaubio. pág. 751.

[5] *Scelotyrbe* es la adaptación al latín de un compuesto griego formado por dos sustantivos que se transcriben al latín como *scelos* ('pierna') y *Tyrbe* ('desorden'); de ahí *scelotyrbe* (algo así como 'piernas descontroladas').

says, attacks the youth of both sexes, but this disease only those advanced in years; and adds, that it has hitherto happened to him to have seen only two of these cases; and that he has nothing to offer respecting them, either in theory or practice*

* Ad idem genus morbi altera species rarissima ab auctoribus prætervisa referenda videtur, quam non aptius nominari posse putem quàm scelotyrbem festinantem, seu festiniam.

SECT. II. *Scelotyrbe festinans ;* est peculiaris scelotyrbes species in qua ægri solito more dum gradi volunt currere coguntur, quod videre est apud D. Carquet, et observavit Leydæ illustr. Gaubius. *Patholog. instit.* 751, et in loquela hæc *volubilitas* dicitur quâ lingua præcurrit mentem. Video actu mulierem sexagenariam hoc affectam morbo siccitati nervorum tribuendo ; laborat enim rheumatismo sicco, seu ab acrimonia sanguinis, dolores nocte a calore recrudescunt, à thermis non sublevantur : ei præscripsi phlebotomiam, et præmissis jusculis ex lactucâ, endiviâ, et collo ārietis, lene catharticum, inde vero lacticinia.

Est affinitas cum scelotyrbe, chorea viti, deest flexibilitas in fibris musculorum; unde motus breves edunt, et conatu seu impetu solito majori, cum resistentiam illam superare nituntur, velut inviti festinant, ac præcipiti seu concitato passu gradiuntur. Chorea viti pueros, puellasve impuberes aggreditur ; festinia vero senes, et duos tantum hactenus observare mihi contigit. Quam multos autem videmus morbos, paucissimosque observamus. De theoria et pràxi nihil habeo qnod dicam ; etenim sola experienta praxim cujusvis morbi determinat, et ex hac pro felici vel infausto successu theoria dein elicienda est. *Nosolog. Methodic.* Auctore, Fr. Boissier de Sauvages. Tomi. II. Part îi. p. 108.

ataca a jóvenes de ambos sexos, pero esta enfermedad sólo se da en personas de edad avanzada; y añade que hasta ahora sólo ha visto dos casos, y que no tiene nada que aportar respecto de ellos, ni en la teoría ni en la práctica*.

---

*Al mismo género de enfermedad parece pertenecer otra especie rarísima, desatendida por los autores, para la que yo no encuentro mejor denominación que scelotyrbe festinans o festinia.

Sección II. La *Scelotyrbe festinans* es una especie peculiar de *scelotyrbe* en la que los enfermos, cuando quieren andar según su costumbre, se sienten obligados a correr (tal como puede verse en D. Craquet, y observó Gaubius en en una ilustración de sus *Institutiones Pathologiae medicinalis*, pág. 751, Leiden). En lo concerniente al habla, se denomina *volubilidad* a la anticipación de la lengua a la mente. Actualmente estoy viendo a una sexagenaria afectada por esta enfermedad, atribuible a sequedad de los nervios, que sufre de reumatismo seco o de acrimonia de la sangre; su dolor se recrudece de noche con el calor, y no se alivia con las aguas termales: le he prescrito una flebotomía y le he recomendado salsas a base de lechuga, endivias y cuello de carnero, al par que un purgante suave y productos lácteos.

Presenta semejanza con la scelotyrbe la *Chorea Viti* (el ABaile de San Vito"). Se caracteriza por falta flexibilidad en las fibras musculares, de ahí que se produzcan movimientos breves, con impulso o ímpetu mayor que lo habitual; cuando intentan vencer esa resistencia, se aceleran como a su pesar, y caminan con un paso inestable y apresurado. La *Chorea Viti* afecta a los niños y a las niñas impúberes, sin embargo la *scelotyrbe festinans* es propia de los ancianos (y hasta el momento sólo he tenido ocasión de ver a dos de estos). Aun cuando vemos muchas enfermedades, son poquísimas las que observamos. Sobre la teoría y la praxis nada tengo que decir; la experiencia será la que condicione la práctica ante cualquier enfermedad, y de ella, según la evolución sea favorable o desgraciada, ha de extraerse después la teoría. (*Nosolog. Methodic.* de Fr. Boissier de Sauvages. pág. 108. del Tomo. II. Parte II).

27

Having made the necessary inquiries respecting these two affections, *Tremor coactum* of Sylvius de la Boë and of Sauvages, and *Scelotyrbe festinans* of the latter nosologist, which appear to be characteristic symptoms of this disease, it becomes necessary, in the next place, to endeavour to distinguish this disease from others which may bear a resemblance to it in some particular respects.

CHAP. III.

SHAKING PALSY DISTINGUISHED FROM OTHER DISEASES WITH WHICH IT MAY BE CONFOUNDED.

TREATING of a disease resulting from an assemblage of symptoms, some of which do not appear to have yet engaged the general notice of the profession, particular care is required whilst endeavouring to mark its diagnostic characters. It is sufficient, in general, to point out the characteristic differences which are observable between diseases in some respects resembling each other. But in this case more is required: it is necessary to show that it is a dis-

Una vez hechas las investigaciones oportunas sobre las dos afecciones que aparecen como síntomas característicos de la enfermedad (*tremor coactus*, de Sylvius de la Boë y de Sauvages, y *Scelotyrbe festinans* del segundo nosólogo), es necesario que en el siguiente capítulo tratemos de distinguir esta dolencia de otras con las que puedan tener cierto parecido en algunos aspectos específicos.

= = = = = = = = = = = = = = =

CAPÍTULO III

DIFERENCIAS DE LA *PARÁLISIS AGITANTE* CON OTRAS ENFERMEDADES CON LAS QUE PODRÍA CONFUNDIRSE

Requiere especial atención el empeño por definir las claves diagnósticas de una enfermedad como ésta, que procede de la concurrencia de unos síntomas, algunos de los cuales, por lo que se ve, la profesión médica no reconoce todavía de modo generalizado. Habitualmente en enfermedades que se parecen en varios aspectos basta con señalar las diferencias que las caracterizan. Pero este caso exige algo más: es obligado advertir que esta enfermedad no se

ease which does not accord with any which are marked in the systematic arrangements of nosologists; and that the name by which it is here distinguished has been hitherto vaguely applied to diseases very different from each other, as well as from that to which it is now appropriated.

Palsy, either consequent to compression of the brain, or dependent on partial exhaustion of the energy of that organ, may, when the palsied limbs become affected with tremulous motions, be confounded with this disease. In those cases the abolition or diminution of voluntary muscular action takes place suddenly, the sense of feeling being sometimes also impaired. But in this disease, the diminution of the influence of the will on the muscles comes on with extreme slowness, is always accompanied, and even preceded, by agitations of the affected parts, and never by a lessened sense of feeling. The dictates of the will are even, in the last stages of the disease, conveyed to the muscles; and the muscles act on this impulse, but their actions are perverted.

Anomalous cases of convulsive affections

corresponde con ninguna de las que recogen las clasificaciones sistemáticas de los nosólogos; y que aquí la definimos con un término que hasta ahora se había aplicado de modo impreciso a enfermedades muy diferentes, incluyendo la que ahora, de forma apropiada, denominamos así.

La parálisis, sea debida a que el cerebro se comprime o a que agota parte de su energía, puede confundirse con esta enfermedad, si en los miembros paralizados se añaden movimientos temblorosos. En esos casos la ausencia o merma de movimientos voluntarios sucede de repente, y también las sensaciones se alteran a veces. Pero en esta enfermedad el control voluntario de los músculos va perdiéndose poco a poco, siempre se acompaña (e incluso se ve precedido) de agitación de las partes implicadas, y nunca disminuyen las sensibilidades. Incluso en las últimas fases de la enfermedad las órdenes de la voluntad llegan a los músculos; y los músculos responden a ese impulso, pero sus movimientos están viciados.

El término *parálisis agitante* se ha usado para casos raros de trastornos convulsivos.

have been designated by the term Shaking Palsy : a term which appears to be improperly applied to these cases, independent of the want of accordance between them and that disease which has been here denominated Shaking Palsy. Dr. Kirkland, in his commentary on Apoplectic and Paralytic Affections, &c. cites the following case, related by Dr. Charlton, as belonging, he says, to the class of Shaking Palsies. " Mary Ford, of a sanguineous and robust constitution, had an involuntary motion of her right arm, occasioned by a fright, which first brought on convulsion fits, and most excruciating pain in the stomach, which vanished on a sudden, and her right arm was instantaneously flung into an involuntary and perpetual motion, like the swing of a pendulum, raising the hand, at every vibration higher than her head ; but if by any means whatever it was stopped ; the pain in her stomach came on again, and convulsion fits were the certain consequence, which went off when the vibration of her hand returned."

Another case, which the Doctor designates as ' A Shaking Palsy,' apparently from worms, he describes thus, " A poor boy, about

Esa denominación parece inapropiada en tales procesos, independientemente de la discordancia entre ellos y la enfermedad que aquí definimos como *parálisis agitante*. El Dr. Kirkland, en su comentario sobre las "Afecciones apopléjicas y paralizantes...", cita el caso siguiente, descrito por el Dr. Charlton, como perteneciente –dice él– a la categoría de las *parálisis agitantes*: "Mary Ford, de constitución sanguínea y robusta, presentó un movimiento involuntario de su brazo derecho, ocasionado por un susto, que sobrevino junto a ataques convulsivos y atroces dolores de estómago, y que desapareció de repente; al instante su brazo derecho quedó con un continuo movimiento involuntario, como el balanceo de un péndulo, y con cada oscilación se elevaba su mano por encima de la cabeza, sin que se detuviese de ninguna manera; su dolor de estómago volvió, y es seguro que la causa fueron los ataques convulsivos, que finalizaron al resurgir la vibración de su mano".

Otro caso, que el citado Doctor calificó como "una parálisis agitante", aparentemente causada por lombrices, lo describe así: "Un pobre muchacho, de

twelve or thirteen years of age, was seized with a Shaking Palsy. His legs became useless, and together with his head and hands, were in continual agitation; after many weeks trial of various remedies, my assistance was desired.

" His bowels being cleared, I ordered him a grain of Opium a day in the gum pill; and in three or four days the shaking had nearly left him." By pursuing this plan, the medicine proving a vermifuge, he could soon walk, and was restored to perfect health.

Whether these cases should be classed under Shaking Palsy or not, is necessary to be here determined; since, if they are properly ranked, the cases which have been described in the preceding pages, differ so much from them as certainly to oppose their being classed together: and the disease, which is the subject of these pages, cannot be considered as the same with Shaking Palsy, as characterised by those cases.

The term Shaking Palsy is evidently inapplicable to the first of these cases, which

unos doce o trece años, fue presa de una *parálisis agitante*. Sus piernas quedaron inútiles y, junto con su cabeza y sus manos, se agitaban continuamente; después de muchas semanas probando remedios varios, me pidieron que le asistiera.

Como sus intestinos habían sido purgados, le prescribí un grano diario de Opium en píldora de goma; y en tres o cuatro días las sacudidas casi le habían desaparecido". Siguiendo este plan, comprobado que el medicamento era vermífugo, pudo caminar pronto y retornó a una salud perfecta.

Ahora es necesario dilucidar si esos ejemplos podrían considerarse o no como de *parálisis agitante*, puesto que, si su clasificación es correcta, se diferenciarían tanto de los casos descritos en las páginas precedentes, que con toda seguridad habría que oponerse a que se incluyeran en la misma categoría; y la enfermedad de la que tratan estas páginas no puede coincidir con la misma *parálisis agitante* que se representa en esos casos.

Es evidente que el término *parálisis agitante* no puede aplicarse al primer ejemplo,

appears to have belonged more properly to the genus *Convulsio,* of Cullen, or to *Hiera-nosos* of Linnæus and Vogel *.

The latter appears to be referable to that class of proteal forms of disease, generated by a disordered state of primæ viæ, sympa-

---

* Corporis agitatio continua, indolens, convulsiva, cum sensibilitate.—*Linn.*

Agitatio corporis vel artuum convulsiva continua, chronica, cum integritate sensuum.—*Vogel.*

This genus is resolved by Cullen into that of Convulsio. *Synops. Nosol.* 1803.

Dr. Macbride has given a very interesting and illustrative case of this disease.

"Hieranasos, or Morbus Sacer, so called, as being vulgarly supposed to arise from witchcraft, or some extraordinary celestial influence, is a distinct genus of disease, though a very uncommon one ; the author once had an opportunity of seeing a case. The patient was a lad about seventeen, who at that time had laboured under this extraordinary disease for more than twelve years. His body was so distorted, and the legs and arms so twisted round it, by the continued convulsive working, that no words can give an adequate idea of the oddity of his figure ; the agitation of the muscles was perpetual ; but in general he did not complain of pain nor sickness ; and had his senses perfectly, insomuch that he used to assist his mother, who kept a little school, in teaching children to read." *A methodical Introduction to the Theory and Practice of Physic. By David Macbride, M. D. p.* 559

y parece más apropiado incorporarlo al género *convulsio*, de Cullen, o al *hieranosos* de Linnaeus y Vogel*.

El último paciente se podría relacionar con esa variedad de formas patológicas proteicas, generadas por una alteración *primae viae* que, por simpatía,

---

* Corporis agitatio continua, indolens, convulsiva, cum sensibilitate: 'agitación del cuerpo continua, indolora, convulsiva, con sensibilidad' (Linneo).

Agitatio corporis vel artuum convulsiva continua, chronica, cum integritate sensuum: 'agitación del cuerpo o de las articulaciones convulsiva, continua, crónica, con integridad de los sentidos' (Vogel).

Este género es incluido por Cullen dentro de las *Convulsiones*. (*Synops. Nosol.* 1803).

El Dr. Macbride ha proporcionado un caso muy interesante e ilustrativo de esta enfermedad. A*Hieranosos*, o *morbus sacer*, ('enfermedad sagrada') debe ese nombre a que vulgarmente se suponía originado por brujería o por alguna influencia celestial extraordinaria. Es un género distinto de enfermedad, aunque muy infrecuente; en una sola ocasión tuvo el autor oportunidad de ver un caso. El paciente era un muchacho sobre los diecisiete años que en esa fecha había sobrellevado esta rara enfermedad durante más de doce años. Su cuerpo estaba tan distorsionado, y las piernas y brazos tan retorcidos por el continuo esfuerzo de las convulsiones, que no hay palabras para dar una idea adecuada de cuán singular era su figura. La agitación de los músculos era constante, pero en general no se quejaba de dolor o padecimientos, y mantenía perfectamente sus sentidos, tanto que acostumbraba a ayudar a su madre, que regentaba una pequeña escuela de primeras letras". (*A methodical Introduction to the Theory and Practice of Physic.* By David Macbride, M.D. p. 559).

thetically affecting the nervous influence in a distant part of the body.

Unless attention is paid to one circumstance, this disease will be confounded with those species of passive tremblings to which the term Shaking Palsies has frequently been applied. These are, *tremor temulentus*, the trembling consequent to indulgence in the drinking of spirituous liquors; that which proceeds from the immoderate employment of tea and coffee; that which appears to be dependent on advanced age; and all those tremblings which proceed from the various circumstances which induce a diminution of power in the nervous system. But by attending to that circumstance alone, which has been already noted as characteristic of mere tremor, the distinction will readily be made. If the trembling limb be supported, and none of its muscles be called into action, the trembling will cease. In the real Shaking Palsy the reverse of this takes place, the agitation continues in full force whilst the limb is at rest and unemployed; and even is sometimes diminished by calling the muscles into employment.

extienden la influencia nerviosa a partes distantes del cuerpo.

Si no se presta atención a una circunstancia especial, esta enfermedad se confundiría con los tipos de temblores pasivos a los que se ha aplicado con frecuencia el término *parálisis agitantes*. Estos son: el *tremor temulentus* (temblor causado por beber licores en exceso); los debidos al abuso de té y café; los que dependerían de la edad avanzada; y todos los temblores originados por las diversas circunstancias que debilitan el sistema nervioso. Pero atendiendo a esa circunstancia única, que ya se ha destacado como típica, fácilmente se consigue individualizar el temblor simple. Si el miembro tembloroso está en reposo, y no se intenta activar ninguno de sus músculos, el temblor cesa. En la verdadera *parálisis agitante* ocurre lo contrario, la agitación continúa con toda su fuerza cuando la extremidad está en reposo y sin utilizarla, y a veces hasta disminuye cuando se intenta contraer los músculos.

33

CHAP. IV.

PROXIMATE CAUSE—REMOTE CAUSES—ILLUS-TRATIVE CASES.

BEFORE making the attempt to point out the nature and cause of this disease, it is necessary to plead, that it is made under very unfavourable circumstances. Unaided by previous inquiries immediately directed to this disease, and not having had the advantage, in a single case, of that light which anatomical examination yields, opinions and not facts can only be offered. Conjecture founded on analogy, and an attentive consideration of the peculiar symptoms of the disease, have been the only guides that could be obtained for this research, the result of which is, as it ought to be, offered with hesitation.

SUPPOSED PROXIMATE CAUSE.

A diseased state of the *medulla spinalis*, in that part which is contained in the canal, formed by the superior cervical

F

CAPÍTULO IV

CAUSAS PRÓXIMAS . CAUSAS REMOTAS . CASOS ILUSTRATIVOS

Antes de intentar descifrar la naturaleza y la causa de esta enfermedad, tenemos que alegar que se hace en circunstancias muy desfavorables. No contamos con la ayuda de investigaciones previas que se hayan orientado directamente a ella, y no tenemos la ventaja, siquiera en un solo caso, del conocimiento que proporciona el examen anatómico: por lo que exclusivamente podemos ofrecer opiniones y no hechos. Las únicas guías que obtuvimos de esta investigación son hipótesis basadas en comparaciones y en una detallada evaluación de los síntomas peculiares de la enfermedad. Por estas razones mantenemos nuestras dudas al presentar los resultados.

SUPUESTA *CAUSA PRÓXIMA*

Un proceso morboso de la *medulla spinalis*, en el segmento que ocupa el canal formado por las vértebras cervicales superiores, y que se va

vertebræ, and extending, as the disease proceeds, to the *medulla oblongata*.

By the nature of the symptoms we are taught, that the disease depends on some irregularity in the direction of the nervous influence; by the wide range of parts which are affected, that the injury is rather in the source of this influence than merely in the nerves of the parts; by the situation of the parts whose actions are impaired, and the order in which they become affected, that the proximate cause of the disease is in the superior part of the medulla spinalis; and by the absence of any injury to the senses and to the intellect, that the morbid state does not extend to the encephalon.

Uncertainty existing as to the nature of the proximate cause of this disease, its remote causes must necessarily be referred to with indecision. Assuming however the state just mentioned as the proximate cause, it may be concluded that this may be the result of injuries of the medulla itself, or of the theca helping to form the canal in which it is inclosed.

extendiendo, conforme avanza la enfermedad, a la *medulla oblongata*.

Por la índole de los síntomas que hemos anotado,
la enfermedad está condicionada por alguna anomalía
en la dirección del impulso nervioso. Por la amplitud
de zonas afectadas, la lesión se localiza más bien donde se origina este impulso que en los nervios de las
regiones implicadas. Por la situación de las zonas en
que se trastorna el movimiento, y por la secuencia en
que se produce, la *causa próxima* de la enfermedad
está en la porción superior de la *medulla spinalis*. Y
por la ausencia de cualquier patología de los sentidos
o de la inteligencia, el proceso morboso no se extiende al encéfalo.

Como no estamos seguros de la naturaleza de la
causa próxima de esta enfermedad, aún ha de ser
mayor nuestra indecisións al referirnos a las *causas
remotas*. Sin embargo asumiendo como *causa próxima* el emplazamiento que acabamos de mencionar, se
puede deducir que sería consecuencia de lesiones de
la propia médula, o de la teca que conforma el canal
que la envuelve.

35

The great degree of mobility in that portion of the spine which is formed by the superior cervical vertebræ, must render it, and the contained parts, liable to injury from sudden distortions. Hence therefore may proceed inflammation of quicker or of slower progress, disease of the vertebræ, derangement of structure in the medulla, or in its membranes, thickening or even ulceration of the theca, effusion of fluids, &c.

But in no case which has been noticed, has the patient recollected receiving any injury of this kind, or any fixed pain in early life in these parts, which might have led to the opinion that the foundation for this malady had been thus laid. On the subject indeed of remote causes, no satisfactory accounts has yet been obtained from any of the sufferers. Whilst one has attributed this affliction to indulgence in spirituous liquors, and another to long lying on the damp ground ; the others have been unable to suggest any circumstance whatever, which, in their opinion, could be considered as having given origin, or disposed, to the calamity under which they suffered.

El segmento de columna que forman las vértebras cervicales superiores tiene un alto grado de movilidad que facilitaría que esta zona, y los elementos que contiene, queden expuestos a lesiones por distorsiones bruscas. Por tanto aquí puede originarse una inflamación de evolución más o menos rápida, una enfermedad de las vértebras, anomalías de la estructura de la médula o de sus membranas, engrosamiento e incluso ulceración de la teca, drenaje de fluidos, etc.

Pero en ningún caso del que tengamos noticia se recuerda que el paciente hubiera recibido ningún daño de esa clase, ni antecedentes personales de dolor fijo en esas zonas (lo que habría llevado a suponer que ahí se localiza el origen de esta enfermedad). De hecho, sobre el tema de las *causas remotas*, no se han obtenido explicaciones satisfactorias de ninguno de los pacientes. Mientras uno atribuyó sus males a su afición a los licores, y otro a permanecer recostado en tierra húmeda, los demás no han podido sugerir ninguna circunstancia a la que, en su opinión, pudiera atribuirse origen o predisposición a la desgracia que sufrieron.

36

Cases illustrative of the nature and cause of this malady are very rare. In the following case symptoms very similar are observable, so far as affecting the lower extremities. That the medulla spinalis was here affected, and in its lower part, is not to be doubted: but this, unfortunately, was never ascertained by examination. It must be however remarked, that this case differed from those which have been given of this disease, in the suddenness with which the symptoms appeared.

A. B. aged twenty-six years, during a course of mercury for a venereal affection, was exposed to severely inclement weather, for several hours, and the next morning, complained of extreme pain in the back, and of total inability to employ voluntarily the muscles of the lower extremities, which were continually agitated with severe convulsive motions. The physician who attended him employed those means which seemed best calculated to relieve him; but with no beneficial effect. The lower extremities were perpetually agitated with strong palpitatory motions, and, frequently,

Los casos ilustrativos sobre la esencia y procedencia de esta enfermedad son muy raros. En los ejemplos siguientes se observan síntomas muy parecidos, en tanto que afectan a las extremidades inferiores. No hay duda de que aquí estaba lesionada la médula espinal, y en su segmento más bajo, pero desgraciadamente nunca se verificó mediante autopsia. Debe destacarse sin embargo que este primer caso se diferencia de otros que hemos dado de esta enfermedad, por la rapidez con que aparecieron los síntomas.

A.B., varón de veintiséis años de edad, mientras seguía un programa de tratamiento con mercurio para un padecimiento venéreo, estuvo expuesto durante varias horas a duras inclemencias del mal tiempo. A la mañana siguiente se quejaba de intenso dolor de espalda, y era completamente incapaz de contraer voluntariamente los músculos de las extremidades inferiores, que se agitaban continuamente con intensos movimientos convulsivos. El médico que le atendió empleó los medios que parecían idóneos para aliviarle, pero sin efecto beneficioso. Los miembros inferiores estaban siempre agitados con fuertes movimientos, como palpitaciones y, frecuentemente,

three or four times in a minute, suddenly raised with great vehemence two or three feet from the ground, either in a forward or oblique direction, striking one limb against the other, or against the chairs, tables, or any substance which stood in the way. To check these inordinate motions, no means were in the least effectual, except striking the thighs forcibly during the more violent convulsions. No advantage was derived from all the means which were employed during upwards of twelvemonths. Full ten years after this period, the unhappy subject of this malady was casually met in the street, shifting himself along, seated in a chair; the convulsive motions having ceased, and the limbs having become totally inert, and insensible to any impulse of the will.

It must be acknowledged, that in the well-known cases, described by Mr. Potts, of that kind of Palsy of the lower limbs which is frequently found to accompany a curvature of the spine, and in which a carious state of the vertebræ is found to exist, no instructive analogy is discoverable; slight convulsive motions may indeed

tres o cuatro veces por minuto, de pronto se elevaban dos o tres pies del suelo con gran ímpetu, ya hacia delante, ya en dirección oblicua, golpeándose una extremidad con la otra, o chocando contra sillas, mesas, o cualquier objeto interpuesto en su trayecto. Para frenar estos movimientos descontrolados, ningún medio resultaba mínimamente eficiente, excepto sujetar los muslos con fuerza durante las convulsiones más violentas. No se obtuvo ninguna mejoría a pesar de todos los medios que se emplearon durante más de doce meses. Diez años después encontramos por casualidad en la calle al infeliz paciente que, sentado en una silla, se desplazaba por sí mismo; habían cesado las convulsiones, y los miembros habían quedado completamente inertes y no respondían a ningún impulso voluntario.

Hay que reconocer que en los bien conocidos casos, descritos por el señor Potts, del tipo de parálisis de extremidades inferiores que suelen asociarse a curvaturas de la columna, y en los que se encuentran cavidades en las vértebras, no se descubre ninguna analogía ilustrativa. De hecho, en la enfermedad pueden existir ligeros movimientos convulsivos antes

happen in the disease proceeding from curvature of the spine ; but palpitating motions of the limbs, such as belong to the disease here described, do not appear to have been hitherto noticed.

Whilst striving to determine the nature and origin of this disease, it becomes necessary to give the following particulars of an interesting case of Palsy occasioned by a fall, attended with uncommon symptoms, related by Dr. Maty, in the third volume of the Medical Observations and Inquiries. The subject of this case, the Count de Lordat, had the misfortune to be overturned from a pretty high and steep bank, His head pitched against the top of the coach, and was bent from left to right; his left shoulder, arm, and especially his hand, were considerably bruised. At first he felt a good deal of pain along the left side of his neck, but neither then, nor at any other time, had he any faintings, vomitings, or giddiness.—On the sixth day he was let blood, on account of the pain in his shoulder and the contusion of his hand, which were then the only symptoms he

de que la columna se curve, pero hasta hoy no se han notificado movimientos palpitantes de los miembros, como los que conciernen a la enfermedad que aquí se describe.

En nuestro empeño por averiguar la naturaleza de la enfermedad, se hace necesario dar los siguientes detalles de un interesante caso de parálisis, ocasionado por una caída, que se acompañó de síntomas inusuales, y fue relatado por el Dr. Maty en el tercer volumen de sus "Observaciones e investigaciones médicas". El sujeto de este caso, el Conde de Lordat, tuvo la desgracia de volcar su vehículo en un tramo muy elevado y escarpado. Su cabeza golpeó contra el techo del coche, torciéndose de izquierda a derecha; su hombro, el brazo y en especial la mano (izquierdos) quedaron muy magullados. Al principio sintió mucho dolor en el lado izquierdo de su cuello, pero ni entonces ni en cualquier otro momento, tuvo ningún tipo de desmayos, vómitos o mareos. Al sexto día se le hizo sangría, debido al dolor en su hombro y a la contusión de la mano, que eran los únicos síntomas que le aquejaban,

complained of, and of which he soon found himself relieved.—Towards the beginning of the following winter, he began to find *a small impediment in uttering some words, and his left arm appeared weaker.* In the following spring, having suffered considerably from the severities of the winter campaign, he found *the difficulty in speaking, and in moving his left arm, considerably increased.*—On employing the thermal waters of Bourbonne, his speech become freer, but, on his return to Paris, the Palsy was increased, and the arm somewhat wasted.—In the beginning of the next spring he went to Balaruc; when he became affected with *involuntary convulsive motions all over the body.* The left arm withered more and more, *a spitting began,* and now it was *with difficulty that he uttered a few words.* Frictions and sinapisms were successively tried, and an issue, made by a caustic, was kept open for some time without any effect; but no mention is made of what part the issue was established in.

Soon after this, and three years and a half after the fall, Doctor Maty first saw the patient, and gives the following description of

y de los que pronto se sintió aliviado. A principios del invierno siguiente comenzó a notar *una ligera dificultad al pronunciar algunas palabras, y su brazo izquierdo estaba más débil*. Al llegar la primavera, tras haber sufrido mucho por el rigor de la temporada invernal, observó que *había aumentado considerablemente la dificultad para hablar y mover su brazo izquierdo*. Se trató con aguas termales de Bourbonne, y su lenguaje se hizo más suelto, pero a su regreso a París la parálisis empeoró, y el brazo estaba algo atrofiado. Cuando comenzaba la nueva primavera fue a Balaruc. En ese tiempo padecía *movimientos involuntarios convulsivos por todo el cuerpo*; el brazo izquierdo se debilitaba cada vez más; *empezó a escupir,* y ya *con mucho trabajo, lograba pronunciar unas pocas palabras.* Se probó sucesivamente con fricciones y cataplasmas, y una ulceración, que se le indujo con un cáustico, se le mantuvo abierta durante cierto tiempo sin efecto alguno (pero no se menciona en qué parte se situó la úlcera).

Poco después, cuando ya hacía tres años y medio de la caída, el Dr. Maty vio por primera vez al paciente, y dio esta descripción de

his situation. " A more melancholy object I never beheld. The patient, naturally a handsome, middle-sized, sanguine man, of a cheerful disposition, and an active mind, appeared much emaciated, stooping, and dejected. *He still walked alone with a cane, from one room to the other, but with great difficulty, and in a tottering manner;* his left hand and arm were much reduced, and would hardly perform any motion; *the right was somewhat benumbed, and he could scarcely lift it up to his head; his saliva was continually trickling out of his mouth, and he had neither the power of retaining it, nor of spitting it out freely.* What words he still could utter were monosyllables, and these came out, after much struggle, in a violent expiration, and with such a low voice and indistinct articulation, as hardly to be understood but by those who were constantly with him. He fetched his breath rather hard; his pulse was low, but neither accelerated nor intermitting. He took very little nourishment, could chew and swallow no solids, and even found great pain in getting down liquids. Milk was almost his only food; his body was rather loose, his urine

su estado: "El más melancólico caso que jamás haya contemplado. El paciente que, por su naturaleza, era un hombre apuesto, de mediana estatura, sanguíneo, de carácter alegre y mente ágil, parecía muy demacrado, encorvado y abatido. *Todavía caminaba solo, apoyado en su bastón, de una habitación a otra, pero con gran dificultad y tambaleándose*; su mano y brazo izquierdos estaban muy atrofiados, y apenas realizaban algún movimiento; *el brazo derecho estaba algo entumecido y sólo podía levantarlo un poco por encima de su cabeza; su saliva chorreaba continuamente por la boca, y no tenía fuerzas ni para retenerla ni para escupirla con facilidad.* Las únicas palabras que todavía pronunciaba eran monosílabos, y lo conseguía tras mucho trabajo, dando un suspiro brusco, y en voz tan baja y con articulación tan confusa, que resultaba incomprensible, salvo para sus acompañantes habituales. Conseguía respirar con harto esfuerzo; su pulso era bajo, pero no acelerado ni intermitente. Comía muy poco, no podía masticar o tragar sólidos, y hasta tragar líquidos le producía muchas molestias. La leche era casi su único alimento; su cuerpo estaba bastante flojo; su orina

natural, his sleep good, his senses, and the powers of his mind, unimpaired; he was attentive to, and sensible of every thing which was said in conversation, and shewed himself very desirous of joining in it; but was continually checked by the impediment in his speech, and the difficulty which his hearers were put to. Happily for him he was able to read, and as capable as ever of writing, as he shewed me, by putting into my hands an account of his present situation, drawn up by himself: and I am informed that he spent his time to the very last, in writing upon some of the most abstruse subjects."

This gentleman died about four years after the accident, when the body was examined by Dr. Bellett and Mons. Sorbier, who made the following report:

" We first examined the muscles of the tongue, which were found extenuated and of a loose texture. We observed no signs of compression in the lingual and brachial nerves, as high as their exit from the basis of the cranium and the vertebræ of the neck;

G

normal, su sueño bueno, sus sentidos y la capacidad mental indemnes; se mostraba atento y receptivo a cualquier cosa que se dijera en la conversación, y con mucho interés en participar en ella, pero se interrumpía continuamente por su trastorno de lenguaje, lo que resultaba un problema para los que le escuchaban. Por suerte para él, podía leer y era tan capaz de escribir como siempre, como me demostró cuando puso en mis manos un relato de su situación presente, elaborado por él mismo: y me han informado de que estuvo escribiendo sobre los temas más complejos hasta que su final estaba ya muy próximo".

Este caballero murió aproximadamente cuatro años después del accidente, momento en que su cuerpo fue examinado por el Dr. Bellett y el señor Sorbier, que hicieron el siguiente informe:

"Primero examinamos los músculos de la lengua, que encontramos atrofiados y de textura laxa. No vimos signos de compresión de los nervios linguales y braquiales al nivel en que salen por la base del cráneo y de las vértebras del cuello;

but they appeared to us more compact than they commonly are, being nearly tendinous. The dura mater was in a sound state, but the pia mater was full of blood and lymph; on it several hydatids, and towards the falx some marks of suppuration were observed. The ventricles were filled with water, and the plexus choroides was considerably enlarged, and stuffed with grumous blood. The cortical surface of the brain appeared much browner than usual, but neither the medullary part nor cerebellum were impaired. We chiefly took notice of the Medulla Oblongata, this was greatly enlarged, surpassing the usual size by more than one third. It was likewise more compact. The membranes, which, in their continuation, inclose the spinal marrow, were so tough that we found great difficulty in cutting through them, and we observed this to be the cause of the tendinous texture of the cervical nerves. The marrow itself had acquired such solidity as to elude the pressure of our fingers, it resisted as a callous body, and could not be bruised. This hardness was observed all along the vertebræ of the neck, but lessened by degrees, and

pero nos parecieron más compactos de lo habitual, casi tendinosos. La duramadre se hallaba en buen estado, pero la piamadre estaba llena de sangre y linfa; sobre ella había varios quistes hidatídicos, y, hacia la hoz, algunos signos de supuración. Los ventrículos estaban rellenos de agua, y el plexo coroideo considerablemente dilatado y obstruido por sangre coagulada. La superficie cortical del cerebro se mostraba más parduzca de lo común, pero ni el tronco encefálico ni el cerebelo estaban alterados. Nos fijamos especialmente en la *medulla oblongata*, que estaba muy engrosada y sobrepasaba en más de un tercio su tamaño normal. Asimismo era más compacta. Las membranas que, al extenderse, envuelven la médula espinal, estaban tan duras que nos fue difícil cortarlas, y comprobamos que ésta era la causa de la textura tendinosa de los nervios cervicales. La propia médula había adquirido tal firmeza que escapaba a la presión de nuestros dedos, resistente como un cuerpo encallecido, y no se podía magullar. Esta dureza se observó a todo lo largo de las vértebras del cuello, pero iba disminuyendo gradualmente, y

was not near so considerable in the vertebræ of the thorax. Though the patient was but nine and thirty years old, the cartilages of the sternum were ossified, and required as much labour to cut them asunder as the ribs; like these they were spungy, but somewhat whiter. The lungs and heart were sound. At the bottom of the stomach appeared an inflammation, which increased as it extended to the intestines. The ileum looked of that dark and livid hue, which is observed in membranous parts tending to mortification. The colon was not above an inch in diameter, the rectum was smaller still, but both appeared sound.—From these appearances, we were at no loss to fix the cause of this gradual palsy in the alteration of the medulla spinalis and oblongata."

Dr. Bellett offers the following explanation of these changes. "I conceive, that, by this accident, the head being violently bent to the right, the nervous membranes on the left were excessively stretched and irritated; that this cause extended by degrees to the spinal marrow, which being

ya no era tanta en las vértebras del tórax. Teniendo en cuenta que el paciente sólo tenía treinta y nueve años, los cartílagos del esternón estaban osificados, y cortarlos en trozos requería tanta fuerza como con las costillas. Al igual que éstas, aquéllos estaban pegajosos pero algo más blancos. Los pulmones y el corazón estaban bien. En el fondo del estómago existía una inflamación que aumentaba conforme avanzaba por los intestinos. El íleo mostraba esa tonalidad oscura y amoratada que vemos en las áreas membranosas que tienden a gangrenarse. El colon no tenía más de una pulgada de diámetro, el recto era todavía más pequeño, pero ambos parecían en buen estado. Con estos hallazgos seguramente podíamos confirmar que la causa de esta parálisis gradual se localizaba en la médula espinal y el bulbo alterados".

El Dr. Bellet ofrece la siguiente explicación de estos cambios: "Deduzco que, debido al accidente, al torcer la cabeza violentamente hacia la derecha, las membranas nerviosas de la izquierda se estiraron e irritaron demasiado; eso causó que se extendiera gradualmente a la médula espinal que,

thereby compressed, brought on the paralytic symptoms, not only of the left arm,
but at last in some measure also of the right,
This induration seems to have been occasioned by the constant afflux of the nutritive
juices, which were stopt at that place, and
deprived of their most liquid parts; the
grosser ones being unable to spread in the
boney cavity, by which they were confined,
could only acquire a greater solidity, and
change a soft body into a hard and nearly
osseous mass. This likewise accounts for
the increase of the medulla oblongata, which
being loaded with more juices than it could
send off, swelled in the same manner as the
branches of trees, which will grow of a mon-
strous size, when the sap that runs into them
is stopt in its progress. The medulla oblongata not growing so hard as the spinalis,
was doubtless owing to its not being confined in an osseous theca, but surrounded
with soft parts, which allowed it room to
spread. The obstruction from the bulk of
this substance must have affected the brain,
and probably induced the thickening of
the pia mater, the hydatids, and the beginning of suppuration, whereas the dura

al resultar comprimida de esa forma, provocó los síntomas paralíticos, no sólo del brazo izquierdo, sino al final, en cierta medida, también del derecho. Este endurecimiento parece ocasionado por la llegada constante de fluidos nutritivos, que se detenían en esa zona, y quedaba privada de la mayoría de sus componentes líquidos; los más pesados no podían atravesar la cavidad ósea, en la que quedaban atrapados, y donde se iban solidificando, y convirtiendo una región blanda en una masa dura y casi ósea. Esto mismo se aplica al aumento de la *medulla oblongata* que, al acumular más fluidos de los que podía evacuar, se hinchó de la misma manera que las ramas de los árboles, que alcanzan un tamaño monstruoso cuando la savia que corre por ellos se estanca. El bulbo se dilata crece con más facilidad que la médula espinal, sin duda porque no está encerrado en una teca ósea, sino rodeado de partes blandas, lo que deja espacio para que se expanda. La obstrucción de la mayor parte de esta sustancia debe haber afectado al cerebro, y probablemente dio lugar a que la piamadre se hiciera más densa, a las hidátides, y al comienzo de la supuración, mientras que la duramadre,

mater, being of a harder texture, was not injured *."

In some of the symptoms which appeared in this case, an agreement is observable between it and those cases which are mentioned in the beginning of these pages. The weakened state of both arms; the power first lessening in one arm, and then in a similar manner in the other arm; the affection of the speech; the difficulty in chewing and in swallowing; as well as of retaining, or freely discharging, the spittle; the convulsive motions of the body; and the unimpaired state of the intellects; constitute such a degree of accordance as, although it may not mark an identity of disease, serves at least to show that nearly the same parts were the seat of the disease in both instances. Thus we attain something like confirmation of the supposed proximate cause, and of one of the assumed occasional causes.

Whilst conjecturing as to the cause of this disease, the following collected obser-

* Medical Observations and Inquiries, Vol. III. p. 257

de textura más firme, no se dañó*."

En algunos de los síntomas que aquí aparecen se aprecia correlación con los casos que se mencionaron al comenzar estas páginas. La debilidad de ambos brazos; la energía que se va perdiendo primero en un brazo y luego, de modo similar, en el otro; la alteración del lenguaje; la dificultad para masticar y deglutir, y también para retener o expulsar con facilidad; el babeo; los movimientos convulsivos del cuerpo, y la ausencia de daño al intelecto, establecen tal grado de concordancia que, aunque no puedan señalarse como dolencias idénticas, sirve al menos para mostrar que, en ambos casos, la enfermedad se localiza casi en las mismas zonas. Así conseguimos una especie de confirmación de la supuesta *causa próxima*, y de una las causas ocasionales que sugeríamos.

Mientras hacemos conjeturas sobre la causa de esta enfermedad, merece la pena prestar particular atención a las siguientes observaciones

---

* *Medical Observations and Inquiries*, Vol. III. p. 257.

vations on the effects of injury to the medulla spinalis, by Sir Everard Home, become particularly deserving of attention.
It thence appears, that none of the characteristic symptoms of this malady are produced by compression, laceration, or com-
plete division of the medulla spinalis.

" Pressure upon the medulla spinalis of
the neck, by coagulated blood, produced
paralytic affections of the arms and legs;
all the functions of the internal organs were
carried on for thirty-five days, but the urine
and stools passed involuntarily *

" Blood extravasated in the central part of
the medulla, in the neck, was attended with
paralytic affection of the legs, but not of the
arms†.

* A coagulum of blood, the thickness of a crown-
piece, was found lying upon the external surface of
the dura-matral covering of the medulla spinalis, extending from the fourth vertebra colli to the second
vertebra dorsi. The medulla spinalis itself was uninjured.

† The sixth and seventh vertebra colli were dislo-
cated, the medulla spinalis, externally, was uninjured;
but in the centre of its substance, just at that part,
there was a coagulam of blood nearly two inches in
length.

que, sobre los efectos del daño a la médula espinal, re- coge Sir Everard Home. Por tanto parece que ninguno de los síntomas característicos de esta enfermedad se produce por compresión, laceración o sección com- pleta de la médula espinal.

"La presión sobre la médula espinal del cuello por sangre coagulada produjo afectación paralítica de los brazos y de las piernas; todas las funciones de los órganos internos continuaron durante treinta y cinco días, pero la orina y heces se escapaban involuntaria- mente*.

"La sangre extravasada en la parte central de la médula, en el cuello, se asoció con parálisis de las piernas pero no de los brazos†.

---

* Un coágulo de sangre, del grueso de una moneda de una corona se encontró depositado sobre la superficie externa de la duramadre que cubre la médula espinal, y se extendía desde la cuarta vértebra del cuello hasta la segunda vértebra dorsal. La médula espinal en sí aparecía ilesa.

† La sexta y la séptima vertebras del cuello estaban disloca- das; la médula espinal no estaba lesionada por fuera, pero en el centro de su sustancia, justo en esa parte, había un coágulo de sangre de casi dos pulgadas de largo.

47

" In a case where the substance of the medulla was lacerated in the neck, there was
a paralysis in all the parts below the laceration, the lining of the oesophagus was so
sensible, that solids could not be swallowed,
on account of the pain they occasioned *.

" When the medulla of the back was completely divided, there was momentary loss
of sight, loss of memory for fifteen minutes,
and permanent insensibility in all the lower
parts of the body. The skin above the
division of the spinal marrow perspired, that
below did not. The wounded spinal marrow appeared to be extremely sensible †."
Philosophical Transactions, 1816, p. 485.

In two of the cases already noticed,
symptoms of rheumatism had previously
existed; and in Case IV. the right arm, in
which the palpitation began, was said to

* The seventh vertebra colli was fractured, and the
medulla spinalis passing through it, was lacerated and
compressed.

† The spinal marrow, within the canal of the sixth
vertebra dorsi, was completely destroyed by a musket
ball. The person lived four days.

"En un caso en que el parénquima de la médula se dañó en el cuello, hubo parálisis de todas las partes situadas por debajo de la lesión; la mucosa del esófago estaba tan sensible que no podía tragar sólidos, a causa del dolor que le ocasionaba*.

"Cuando se seccionó por completo la médula dorsal, hubo pérdida transitoria de visión, disminución de memoria durante quince minutos e insensibilidad permanente en todas las partes corporales inferiores. Por encima de la sección medular la piel sudaba, la situada por debajo, no. La médula espinal dañada se mostraba sensible en extremo†." *Philosophical Transactions*, 1816, p. 485.

En dos de los casos que hemos descrito, había síntomas previos de reumatismo; y en el Caso IV, el brazo derecho (donde empezó la palpitación) se dijo

---

* La séptima vértebra del cuello estaba fracturada, y la médula espinal correspondiente a ese nivel estaba dañada y comprimida.

† La médula espinal, dentro del canal de la sexta vértebra dorsal, había sido completamente destruida por una bala de mosquete. Esta persona vivió cuatro días.

have been very violently affected with rheumatic pain to the fingers ends. The conisderation of this case, in which the palpitation had been preceded, at a considerable distance of time, by this painful affection of the arm, led to the supposition that this latter circumstance might be the cause of the palpitations, and the other subsequent symptoms of this disease. This supposition naturally occasioned the attention to be eagerly fixed on the following case; and of course influenced the mode of treatment which was adopted.

A. B. subject to rheumatic affection of the deltoid muscle, had felt the usual inconveniences from it for two or three days; but at night found the pain had extended down the arm, along the inside of the fore-arm, and on the sides of the fingers, in which a continual tingling was felt. The pain, without being extremely intense, was such as effectually to prevent sleep: and seemed to follow the course of the brachial nerve. Whilst ascertaining the propriety of this conclusion, the pain was found to ramify, as it were, on the fore and back part of the

que había sufrido muy intensamente por un dolor reumático hasta la punta de los dedos. El estudio de este caso, en el que la palpitación fue precedida, durante bastante tiempo, por esta patología dolorosa del brazo, nos lleva a suponer que esta última circunstancia puede ser la causa de las palpitaciones y de los otros síntomas consecutivos de esta enfermedad. Esta presunción ocasionó naturalmente que mantuviéramos con mucho interés la atención en el caso siguiente; y, ciertamente, influyó en el tipo de tratamiento adoptado.

A.B., que padecía una afección reumática del músculo deltoides, había sufrido sus molestias habituales durante dos o tres días; pero por la noche notó que el dolor se había extendido por debajo del brazo, a lo largo de la zona interna del antebrazo, y en los laterales de los dedos, en los que sentía un continuo hormigueo. El dolor, sin ser demasiado intenso, llegaba a impedirle dormir; y parecía seguir el trayecto del nervio braquial. Mientras se verificaba si esta conclusión era apropiada, se advirtió que el dolor se ramificaba, por decirlo de algún modo, sobre la parte

chest; and was slightly augmented by drawing a deep breath.

These circumstances suggested the probability of slight inflammation, or increased determination to the origin of the nerves of these parts, and to the neighbouring medulla. On this ground, blood was taken from the back part of the neck, by cupping; hot fomentations were applied for about the space of an hour, when the upper part of the back of the neck was covered with a blister, perspiration was freely induced by two or three small doses of antimonials, and the following morning the bowels were evacuated by an appropriate dose of calomel. On the following day the pains were much diminished, and in the course of four or five days were quite removed. The arm and hand felt now more than ordinarily heavy, and were evidently much weakened : aching, and feeling extremely wearied after the least exertion. The strength of the arm was not completely recovered at the end of more than twelvemonths; and, after more than twice that time, exertion would excite the feeling of painful weariness, but no palpi-

H

anterior y posterior del pecho, y aumentó ligeramente provocando una respiración profunda.

Estas circunstancias sugerían la probabilidad de una leve inflamación, o exceso de energía dirigido al origen de los nervios de esas zonas y hacia la médula cercana. Con este fundamento se extrajo sangre de la parte posterior del cuello con ventosas; se aplicaron paños calientes durante una hora aproximadamente; luego se colocó una vesícula en la parte dorsal del cuello; se indujo fácilmente la sudoración con dos o tres dosis pequeñas de antimonio, y a la mañana siguiente se purgaron los intestinos con una cantidad apropiada de calomelanos. En los días posteriores disminuyeron mucho los dolores, y desaparecieron por entero en otras cuatro o cinco jornadas. Ahora la mano y el brazo se sentían más pesados de lo habitual, y evidentemente estaban muy debilitados: con el menor esfuerzo aparecían molestias y una sensación de fatiga extrema. La fuerza del brazo no se había recobrado del todo más de doce meses después; y transcurrido más del doble de ese tiempo, el ejercicio desencadenaba la sensación de fatiga dolorosa, pero no hubo ni palpitación

tation or other unpleasant symptom has occurred during the five or six years which
have since passed.

The commencement, progress, and ter-
mination of this attack; with the success
attending the mode of treatment, and the
symptoms which followed, seem to lead to
the conjecture, that the proximate cause of
the disease, in this case, existed in the medulla spinalis, and that it might, if neglected,
have gradually resolved itself into that disease which is the object of our present inquiry.

Some few months after the occurrence of
the preceding case, the writer of these lines
was called to a female about forty years of
age, complaining of great pain in both the
arms, extending from the shoulder to the
finger ends. She stated, that she was attacked in the same manner as is described
in the preceding case, about nine months
before; that the complaint was considered
as rheumatism, and was not benefited by
any of the medicines which had been employed; but that after three or four weeks

ni otro síntoma desagradable durante los cinco o seis años que pasaron desde entonces.

El comienzo, evolución y final de esta crisis, junto al éxito que acompañó el tipo de tratamiento, y los síntomas que siguieron, parecen sustentar la hipótesis de que la *causa próxima* de la enfermedad, en este caso, asentaba en la médula espinal, y que, si no se hubiese tratado adecuadamente, se podría haber convertido de modo gradual en la enfermedad objeto de nuestra presente investigación.

Algunos meses después del caso precedente, el que esto escribe fue consultado sobre una mujer de unos cuarenta años, que se quejaba de gran dolor en ambos brazos, que se extendía desde el hombro a la punta de los dedos. Ella declaró que había sufrido una dolencia del mismo tipo que se describe en el caso anterior, aproximadamente nueve meses antes; que su padecimiento fue considerado como reumatismo, y que no obtuvo beneficio de ninguna de las medicinas que se utilizaron; pero que después de tres o cuatro semanas

it gradually amended, leaving both the arms and hands in a very weakened and trembling state. From this state they were now somewhat recovered; but she was extremely anxious, fearing that if the present attack should not be soon checked, she might entirely lose the use of her hands and arms.

Instructed by the preceding case, similar means were here recommended. Leeches, stimulating fomentations, and a blister, which was made for sometime to yield a purulent discharge, were applied over the cervical vertebræ; and in the course of a very few days the pain was entirely removed. It is regretted that no farther information, as to the progress of this case, could be obtained.

On meeting with these two cases, it was thought that it might not be improbable that attacks of this kind, considered at the time merely as rheumatic affections, might lay the foundation of this lamentable disease, which might manifest itself at some distant period, when the circumstance in which it had originated, had, perhaps, almost escaped

remitió gradualmente, quedando los brazos y las manos muy debilitados y temblorosos. Ahora se había recuperado algo de esa situación; pero ella estaba muy ansiosa, temiendo que si el actual ataque no se detenía pronto, podría perder por completo el uso de manos y brazos.

Aleccionados por el caso previo, recomendamos aquí los mismos recursos: sobre las vértebras cervicales se aplicaron sanguijuelas, emplastos estimulantes, y una vesícula que se mantuvo cierto tiempo para conseguir drenar pus; y en el transcurso de muy pocos días el dolor desapareció por completo. Es de lamentar que no se pudo obtener información posterior sobre la evolución de este caso.

Al encontrar esos dos casos, se pensó que no sería improbable que ataques de ese tipo, considerados por entonces simples afecciones reumáticas, pudieran ser la base de esta triste enfermedad; que ella misma se manifieste después de un largo periodo de tiempo, cuando las circunstancias que la originaron, acaso se hayan borrado

the memory. Indeed when it is considered that neither in the ordinary cases of Palsy of the lower extremities, proceeding from diseased spine, nor in cases of injured medulla from fractured vertebræ, any of the peculiar symptoms of this disease are observable; we necessarily doubt as to the probability of its being the direct effect of any sudden injury. But taking all circumstances into due consideration, particularly the very gradual manner in which the disease commences, and proceeds in its attacks; as well as the inability to ascribe its origin to any more obvious cause, we are led to seek for it in some slow morbid change in the structure of the medulla, or its investing membranes, or theca, occasioned by simple inflammation, or rheumatic or scrophulous affection.

It must be too obvious that the evidence adduced as to the nature of the proximate and occasional causes of this disease, is by no means conclusive. A reference to the test therefore which will be yielded by an examination of some of the more prominent symptoms, especially as to their agreement

de la memoria. De hecho, si reparamos en que ni en los casos comunes de parálisis de miembros inferiores secundarios al daño espinal, ni tampoco en los que la médula se lesiona por fracturas vertebrales, se ve ninguno de los síntomas típicos de esta enfermedad, obligadamente dudamos de la probabilidad de que éstos sean efecto directo de cualquier proceso agudo. Pero si reflexionamos acertadamente sobre todas las circunstancias, en especial del modo muy gradual en que la enfermedad comienza y continúa en sus ataques, y sobre que es imposible adscribir su origen a una causa concreta, todo ello nos llevaría a buscarla en algún trastorno mórbido más lento de la estructura de la médula o de las membranas que la cubren, o la teca, que haya sido ocasionado por una inflamación simple o por una afección reumática o escrofulosa.

Obviamente la demostración que se alega sobre cuál es la esencia de las causas próxima y ocasional no resulta concluyente en modo alguno. Por eso se exige aún más una referencia a la prueba que se obtendría mediate el analisis de alguno de los síntomas más destacados, en especial si son conformes

with the supposed proximate cause, is more particularly demanded. Satisfied as to the importance of this part of the present undertaking, no apology is offered for the extent to which the examination is carried on.

If the palpitation and the attendant weakness of the limbs, &c. be considered as to the order in which the several parts are attacked, it is believed, that some confirmation will be obtained of the opinion which has been just offered, respecting the cause, or at least the seat, of that change which may be considered as the proximate cause of this disease.

One of the arms, in all the cases which have been here mentioned, has been the part in which these symptoms have been first noticed ; the legs, head, and trunk have then become gradually affected, and lastly, the muscles of the mouth and fauces have yielded to the morbid influence.

The arms, the parts first manifesting disordered action, of course direct us, whilst

con la supuesta causa próxima. Convencidos de la importancia de ese apartado en el proyecto actual, no damos ninguna disculpa sobre lo extenso del examen que hemos llevado a cabo.

Si consideramos la palpitación y la debilidad de los miembros asociada, y la secuencia en que se afectan varias partes del cuerpo, es de creer que se obtendrá cierta seguridad de la opinión que acabamos de presentar sobre la causa o, al menos, la localización de esa alteración que puede considerarse la *causa próxima* de la enfermedad.

En todos los casos que aquí mencionamos, uno de los brazos ha sido el lugar en que primero se han notado los síntomas; luego, las piernas, cabeza y tronco se han ido afectando gradualmente; y, finalmente, los músculos de la boca y de la garganta han sufrido la influencia morbosa.

Los brazos (las partes en que primero se manifiesta el trastorno motor) nos dirigen lógicamente, cuando

searching for the cause of these changes, to the brachial nerves. But finding the mischief extending to other parts, not supplied with these, but with other nerves derived from nearly the same part of the medulla spinalis, we are of course led to consider that portion of the medulla spinalis itself, from which these nerves are derived, as the part in which those changes have taken place, which constitute the proximate cause of this disease.

From the subsequent affection of the lower extremities, and from the failure of power in the muscles of the trunk, such a change in the substance of the medulla spinalis may be inferred, as shall have considerably interrupted, and interfered with, the extension of the nervous influence to those parts, whose nerves are derived from any portion of the medulla below the part which has undergone the diseased change.

The difficulty in supporting the trunk erect, as well as the propensity to the adopting of a hurried pace, is also referable to such a diminution of the nervous power in

buscamos la causa de esos trastornos, hacia los nervios braquiales. Pero al comprobar que el daño se extiende a otras partes que no dependen de ellos, sino de otros nervios originados en zonas próximas de la médula espinal, llegamos a considerar que es el propio segmento de médula espinal en que esos nervios nacen, la parte en que las alteraciones surgieron, lo que representa la *causa próxima* de esta enfermedad.

De la afectación sucesiva de las extremidades inferiores, y de la falta de fuerza de los músculos del tronco se puede deducir un cambio en el parénquima de la médula espinal que habría resultado muy dañada y obstaculizada, extendiéndose la influencia nerviosa a las partes cuyos nervios nacen de cualquier porción de la médula, situada por debajo del segmento que ha sufrido la modificación morbosa.

La dificultad para mantener erguido el tronco, y la tendencia a llevar un ritmo apresurado, también se pueden relacionar con algún menoscabo de energía nerviosa en

the extensor muscles of the head and trunk, as prevents them from performing the offices of maintaining the head and body in an erect position.

From the impediment to speech, the difficulty in mastication and swallowing, the inability to retain, or freely to eject, the Saliva, may with propriety be inferred an extension of the morbid change upwards through the medulla spinalis to the medulla oblongata, necessarily impairing the powers of the several nerves derived from that portion into which the morbid change may have reached. In the late occurrence of this set of symptoms, and the extension upwards of the diseased state, a very close agreement is observable between this disease and that which has been already shown, proved fatal to the Count de Lordat. But in this case, the disease doubtlessly became differently modified, and its symptoms considerably accelerated, in consequence of the magnitude of the injury by which the disease was induced.

los músculos extensores de cabeza y tronco, lo que les impediría realizar su función de sostener erectos la cabeza y el cuerpo.

Del trastorno de lenguaje, de la dificultad al masticar y deglutir, y de la incapacidad de retener o expulsar con facilidad la saliva, se puede deducir con propiedad una extensión hacia arriba de los cambios patológicos, pasando de la médula espinal hacia el bulbo, lo que implicaría necesariamente a los impulsos de varios nervios que se originan en esa porción, a los que pudieron alcanzar las alteraciones mórbidas. En la tardía aparición de este conjunto de síntomas y la diseminación hacia arriba del proceso, se observa un estrecho paralelismo entre esta enfermedad y la que ya hemos mostrado que resultó fatal para el Conde de Lordart. Pero sin duda, en este caso, la enfermedad cursó de modo diferente, y sus síntomas se aceleraron considerablemente, como consecuencia de la magnitud del daño que provocó la enfermedad.

56

CHAP. V.

CONSIDERATIONS RESPECTING THE MEANS OF CURE.

THE inquiries made in the preceding pages yield, it is to be much regretted, but little more than evidence of inference : nothing direct and satisfactory has been obtained. All that has been ventured to assume here, has been that the disease depends on a disordered state of that part of the medulla which is contained in the cervical vertebræ. But of what nature that morbid change is; and whether originating in the medulla itself, in its membranes, or in the containing theca, is, at present, the subject of doubt and conjecture. But although, at present, uninformed as to the precise nature of the disease, still it ought not to be considered as one against which there exists no countervailing remedy.

On the contrary, there appears to be sufficient reason for hoping that some remedial process may ere long be discovered, by which, at least, the progress of the disease may be

CAPÍTULO V.

CONSIDERACIONES SOBRE LOS MEDIOS DE CURACIÓN

Lamentamos mucho que las investigaciones recogidas en las páginas anteriores sean poco más que el resultado de deducciones: no se ha conseguido nada concreto y satisfactorio. Todo lo que aquí nos hemos atrevido a afirmar es que la enfermedad se debe a una lesión de la porción de médula contenida en las vértebras cervicales. Pero siguen las dudas y conjeturas sobre cuál es la naturaleza del estado morboso, y si se origina en la propia médula, en sus membranas o en la teca que la envuelve. Sin embargo aunque actualmente ignoramos la base concreta de la enfermedad, todavía no puede aceptarse que no haya ningún remedio para contrarrestarla.

Por el contrario, parece que hay suficientes razones para esperar que, en poco tiempo, se descubra algún tipo de remedio que, al menos, detenga la evolución de la enfermedad.

stopped. It seldom happens that the agitation extends beyond the arms within the
first two years; which period, therefore,
if we were disposed to divide the disease
into stages, might be said to comprise the
first stage. In this period, it is very probable, that remedial means might be employed with success: and even, if unfortunately deferred to a later period, they
might then arrest the farther progress of
the disease, although the removing of the
effects already produced, might be hardly
to be expected.

From a review of the changes which had
taken place in the case of Count de Lordat, it
seems as if we were able to trace the order
and mode in which the morbid changes
may proceed in this disease. From any
occasional cause, the thecal ligament, the
membranes, or the medulla itself, may pass
into the state of simple excitement or irri-
tation, which may be gradually succeeded
by such a local afflux and determination of
blood into the minute vessels, as may ter-
minate in actual but slow inflammation.
The result of this would be a thickening

I

En los dos primeros años es raro que la agitación se extienda más allá de los brazos, tiempo éste que sería el primer estadio si pretendemos dividir la enfermedad en fases. En este período es muy probable que los métodos de tratamiento puedan usarse con éxito; e incluso, si desgraciadamente se aplazan a una etapa tardía, que logren entonces impedir el avance de la enfermedad, aunque difícilmente puede esperarse que remitan las consecuencias que ya tuvo.

Tras revisar los trastornos que se dieron en el caso del conde de Lordat, parece que podríamos trazar la secuencia y modo en que las alteraciones mórbidas evolucionan en esta enfermedad. Por alguna causa ocasional, el ligamento de la teca, las membranas o la misma médula, pasarían a un estado de excitación o irritación simple, lo que gradualmente puede ocasionar una afluencia local e impulso de la sangre en los pequeños vasos, que terminaría en una inflamación auténtica pero lenta. El resultado sería un engrosamiento

of the theca, or membranes, and perhaps an increase in the volume of the medulla itself, which would gradually occasion such a degree of pressure against the sides of the unyielding canal, as must eventually intercept the influence of the brain upon the inferior portion of the medullary column, and upon the parts on which the nerves of this portion are disposed.

From this review, and assuming that the morbid changes in this disease may not be widely dissimilar from those which occurred in the case of Count de Lordat, the chance of relief from the proposed mode of treatment may appear to be sufficient to warrant its trial.

In such a case then, at whatever period of the disease it might be proposed to attempt the cure, blood should be first taken from the upper part of the neck, unless contra-1 dicated by any particul circumstance After which vesicatories should be applied to the   me part, and a purulent discharge obtained by appropriate use of the Sabine Liniment; having recourse to

de la teca o de las membranas, o quizá un aumento de volumen de la propia médula que, de modo gradual, produciría tanta presión contra los lados del canal que la contiene que, eventualmente, interrumpiría la influencia del encéfalo sobre la parte subyacente de la médula espinal, y sobre las zonas en que se sitúan los nervios a ese nivel.

Según esta revisión, y asumiendo que las alteraciones mórbidas de esta enfermedad no pueden ser muy diferentes de las que sucedieron en el caso del conde de Lordat, la posibilidad de alivio con el tipo de tratamiento propuesto parece suficiente para garantizar su tentativa.

En tal caso, en cualquier periodo de la enfermedad cabría proponerse intentar la curación: primero se extraería sangre de la parte superior del cuello, salvo que esté contraindicado por cualquier circunstancia especial; después los vesicantes se aplican en la misma zona, y se consigue el drenaje de pus usando adecuadamente Linimento Sabine.

the application of a fresh blister, when from
the diminution of the discharging surface,
pus is not secreted in a sufficient quantity.
Should the blisters be found too inconve-
nient, or a sufficient quantity of discharge not
be obtained thereby, an issue of at least an
inch and a half in length might be established on each side of the vertebral columna, in its superior part.   These, it is
presumed, would be best formed with caustic,
and kept open with any proper substance *.

Could it have been imagined that such
considerable benefit: indeed, that such
astonishing cures, could have been effected
by issues in cases of Palsy of the lower extremities from diseased spine? although satisfied with ascribing those cases to scrofu-
lous action, we are in fact as little informed
respecting the nature of the affection, in-

---

* Cork, which has been hitherto neglected, appears
to be very appropriate to this purpose. It possesses
lightness, softness, elasticity and sufficient firmness ; and
is also capable of being readily fashioned to any conve-
nient form.   The form which it seems would be best
adapted to the part, is that of an almond, or of the va-
riety of bean called scarlet bean ; but at least an inch
and a half in length.

En caso de que no se haya segregado suficiente cantidad de pus porque la superficie de descarga sea escasa, se recurre a aplicar una ampolla fresca. Si considerasen poco convenientes las ampollas, o si con ellas no se descargase una cantidad suficiente, se puede preparar una incisión, de al menos pulgada y media de largo, a cada lado de la parte superior de la columna vertebral. Se supone que esto se realizaría mejor con un cáustico y se mantendría abierta con cualquier sustancia adecuada*.

¿Era imaginable que las extracciones pudieran producir tan considerable beneficio, en realidad tan asombrosa curación, en casos de parálisis de extremidades inferiores por una lesión medular? Aunque satisfechos con atribuir esos casos a la acción escrofulosa, de hecho conocemos tan poco sobre la naturaleza de la patología que

---

* El corcho, que hasta ahora no se ha tenido en cuenta, parece muy adecuado a este propósito. Posee ligereza, blandura, elasticidad y firmeza suficiente; y también se puede adaptar a cualquier forma que convenga; la que parece más apropiada para esa parte es la de una almendra o la de la variedad de frijol llamada judía escarlata, pero al menos de pulgada y media de longitud.

ducing the carious state of the vertebræ, as
we are respecting the peculiar change of
structure which takes place in this disease.
Equally uninformed are we also as to the
peculiar kind of morbid action, which takes
place in the ligaments of the joints; as well
as that which takes place in different instances of deep seated pains and affections
of the parts contained in the head, thorax,
and abdomen, and in all which cases the
inducing of a purulent discharge in their
neighbourhood is so frequently productive of
a cure. Experiment has not indeed been yet
employed to prove, but analogy certainly
warrants the hope, that similar advantages
might be derived from the use of the means
enumerated, in the present disease. It is
obvious, that the chance of obtaining relief
will depend in a great measure on the period at which the means are employed. As
in every other disease, so here, the earlier
the remedies are resorted to, the greater will
be the probability of success. But in this
disease there is one circumstance which de-
mands particular attention ; the long period
to which it may be extended. One of its
peculiar symptoms, Scelotyrbe festinans, may

produce las cavidades de las vértebras como respecto del peculiar cambio estructural que tiene lugar en esta enfermedad. También ignoramos el tipo especial de actividad mórbida que se produce en el ligamento de las articulaciones, así como del que se desarrolla en diferentes casos de daños y lesiones en partes profundas de la cabeza, tórax y abdomen, en todos los cuales inducir un drenaje de pus en su proximidad logra la curación con frecuencia. De hecho, aunque no se han realizado experimentos para probarlo, seguramente por analogía se mantiene la esperanza de que el uso de los medios enumerados produzca similares beneficios en la enfermedad que nos ocupa. Obviamente la posibilidad de obtener mejoría dependerá en gran medida del período en que se empleen esos métodos. Por lo que en esta, como en cualquier otra enfermedad, cuanto más pronto se recurra a los remedios, mayor será la posibilidad de éxito. Pero en esta enfermedad hay una circunstancia que exige particular atención: el largo periodo sobre el que se prolonga. Uno de sus síntomas típicos, *scelotyrbe festinans,* puede

not occur until the disease has existed ten or twelve years, or more ; hence, when looking for the period, within which our hopes of remedial aid is to be limited; we may, guided by the slow progress of the malady, extend it to a great length, when compared with that within which we should be obliged to confine ourselves in most other diseases.

But it is much to be apprehended, as in many other cases, that the resolution of the patients will seldom be sufficient to enable them to persevere through the length of time which the proposed process will necessarily require. As slow as is the progress of the disease, so slow in all probability must be the period of the return to health. In most cases, especially in those in which the disease has been allowed to exist long unopposed, it may be found that all that art is capable of accomplishing, is that of checking its further progress. Nor will this be regarded as a trifle, when, by reference to the history of the disease, is seen the train of harassing evils which would be thus avoided.

no aparecer hasta que la enfermedad evolucione diez, doce o más años; de ahí que, atendiendo a la lentitud con que avanza la enfermedad, al establecer los límites de tiempo de nuestra expectativa de aliviarla con remedios, debemos dilatarlos mucho en comparación con los más estrechos márgenes a que nos obligan la mayoría de otras enfermedades.

Pero hay que entender bien que, en muchos otros casos, es raro que los pacientes tengan decisión suficiente para perseverar durante todo el tiempo que el sistema propuesto necesita. La evolución de la enfermedad es tan lenta que, con toda probabilidad, será largo el tiempo preciso para recuperar la salud. En la mayoría de los casos, especialmente cuando se ha dejado que la enfermedad persista mucho tiempo sin enfrentarse a ella, podemos encontrar que todo lo que el arte médico puede lograr es detener su evolución. No sería eso poco si, en relación a la historia de la enfermedad, se atendiera a la multitud de peligrosos daños que así podrían evitarse.

62

But it seems as if there existed reason for hoping for more. For supposing change of structure to have taken place, it is extremely probable that this change may be merely increase in mass or volume by interstitial addition, the consequence of increased action in the minute vessels of the part. In that case, should the instituting of a purulent discharge, in a neighbouring part, act in the manner which we would presume it may—should it by keeping up a constant discharge, not merely alter the determination, but diminish the inordinate action of the vessels in the diseased part; and at the same time excite the absorbents to such increased action as may remove the added matter; there will exist strong ground for hope, that a happy, though slow restoration to health, may be obtained.

Until we are better informed respecting the nature of this disease, the employment of internal medicines is scarcely warrantable; unless analogy should point out some remedy the trial of which rational hope might authorize. Particular circumstances indeed

Sin embargo parece haber razones para ser más optimistas. Si suponemos que ha tenido lugar un cambio de estructura, es muy probable que consista simplemente en un aumento de la masa o volumen por adición intersticial, como consecuencia de una mayor actividad en los pequeños vasos de esa región. En ese caso, si la formación de un drenaje de pus en una zona vecina actuase del modo que sospechamos, podría, al mantener una descarga constante, no sólo alterar el empuje, sino disminuir la acción desordenada de los vasos en la parte enferma, y al mismo tiempo estimular los absorbentes hasta el extremo de que puedan retirar la sustancia acumulada; habrá entonces base firme para esperar que pueda conseguirse una satisfactoria aunque lenta recuperación de la salud.

Hasta que sepamos más sobre la naturaleza de la enfermedad, es de poca garantía el uso de medicamentos internos, salvo que por analogía se descubra algún remedio con esperanza fundada para autorizar el ensayo. De hecho, hay circunstancias especiales

must arise in different cases, in which the aid of medicine may be demanded: and the intelligent will never fail to avail themselves of any opportunity of making trial of the influence of mercury, which has in so many instances, manifested its power in cor recting derangement of structure.

The weakened powers of the muscles in the affected parts is so prominent a symptom, as to be very liable to mislead the inattentive, who may regard the disease as a mere consequence of constitutional debility. If this notion be pursued, and tonic medicines, and highly nutritious diet be directed, no benefit is likely to be thus obtained; since the disease depends not on general weakness, but merely on the interruption of the flow of the nervous influence to the affected parts.

It is indeed much to be regretted that this malady is generally regarded by the sufferers in this point of view, so discouraging to the employment of remedial means. Seldom occurring before the age of fifty, and frequently yielding but little in-

en diferentes casos en los que puede presumirse que ayudaría una medicina; y los inteligentes nunca dejarán de apoyar ellos mismos cualquier oportunidad de ensayar la influencia del mercurio que en tantas ocasiones ha demostrado su poder para corregir desarreglos estructurales.

La disminución de fuerza muscular en las zonas afectadas es un síntoma tan destacado, que puede confundir al que no esté atento, y miraría la enfermedad como una mera consecuencia de debilidad constitucional. Si, siguiendo esa idea, se prescriben medicinas tónicas y una dieta muy nutritiva, probablemente no se obtendrá ningún beneficio, porque la enfermedad no depende de un deterioro general, sino simplemente de la interrupción del impulso nervioso hacia las partes afectadas.

De hecho es lamentable que, habitualmente, ese concepto de la enfermedad sea el que asumen los que la padecen, lo que les desanima para procurar medios de tratamiento. Como es raro que se presente antes de los cincuenta años, y apenas molesta en

convenience for several months, it is generally considered as the irremediable diminution of the nervous influence, naturally resulting from declining life; and remedies therefore are seldom sought for.

Although unable to trace the connection by which a disordered state of the stomach and bowels may induce a morbid action in a part of the medulla spinalis, yet taught by the instruction of Mr. Abernethy, little hesitation need be employed before we determine on the probability of such occurrence. The power, possessed by sympathy, of inducing such disordered action in a distant part, and the probability of such disordered action producing derangement of structure, can hardly be denied. The following Case seems to prove, at least, that the mysterious sympathetic influence which so closely simulates the forms of other diseases, may induce such symptoms as would seem to menace the formation of a disease not unlike to that which we have been here treating of.

A. B. A man, 54 years of age, of tem-

los primeros meses, generalmente la consideran como una disminución inevitable de la energía nerviosa, resultado natural del declinar de la vida, y por eso no buscan remedios.

Aunque no somos capaces de establecer la conexión mediante la cual un trastorno de estómago e intestinos induce actividad morbosa en una parte de la médula espinal (como aún sostiene el señor Abernethy), pocas dudas necesitamos antes de considerar la probabilidad de que eso ocurra. Es difícil negar que tal trastorno fuese capaz de reflejarse, por simpatía, en un lugar alejado, y tampoco puede rechazarse la probabilidad de que esas alteraciones produzcan desarreglos estructurales. El siguiente caso parece demostrar, como mínimo, que la misteriosa influencia simpática, que imita tan de cerca otros cuadros patológicos, puede producir esos síntomas que insinuarían la amenaza de una enfermedad no muy diferente de la que nos ocupamos.

A.B. Un hombre, de 54 años, de costumbres

perate habits and regular state of bowels, became gradually affected with slight numbness and prickling, with a feeling of weakness in both arms, accompanied by a sense of fulness about the shoulders, as if produced by the pressure of a strong ligature; and at times a slight trembling of the hands. During the night, the fullness, numbness, and prickling were much increased. The appetite had been diminished for several weeks; and the abdomen, on being examined, felt as though containing considerable accumulation.

Before adopting any other measures, and as there appeared to be no marks of vascular fulness, it was determined to empty the bowels. This was done effectually by moderate doses of calomel, with the occasional help of Epsom salts; and in about ten days, by these means alone, the complaints were entirely removed.

Before concluding these pages, it may be proper to observe once more, that an important object proposed to be obtained by them is, the leading of the attention of

K

moderadas y hábito intestinal normal, advirtió progresivamente ligeros pinchazos y adormecimiento, con sensación de debilidad, en ambos brazos, junto a la impresión de que los hombros estaban congestionados, como si los hubiesen apretado con una fuerte ligadura; y en ocasiones un leve temblor de manos. Durante la noche la congestión, el adormecimiento y los pinchazos aumentaban mucho. Hacía varias semanas que había perdido apetito; y al examinar el abdomen se palpó una acumulación considerable.

Antes de adoptar otras medidas, y como no se apreciaban señales de congestión vascular, se decidió purgar los intestinos. Esto se hizo eficazmente con dosis moderadas de calomelanos, ayudado ocasionalmente por sales de Epsom; y sólo con estos medios, en unos diez días, las molestias desaparecieron por completo.

Para concluir estas páginas, parece apropiado destacar una vez más que, con ellas nos propusimos un importante objetivo: llamar la atención de

those who humanely employ anatomical examination in detecting the causes and nature of diseases, particularly to this malady. By their benevolent labours its real nature may be ascertained, and appropriate modes. of relief, or even of cure, pointed out.

To such researches the healing art is already much indebted for the enlargement of its powers of lessening the evils of suffering humanity. Little is the public aware of the obligations it owes to those who, led by professional ardour, and the dictates of duty, have devoted themselves to these pursuits, under circumstances most unpleasant and forbidding. Every person of consideration and feeling, may judge of the advantages yielded by the philanthropic exertions of a HOWARD; but how few can estimate the benefits bestowed on mankind, by the labours of a MORGAGNI, HUNTER, or BAILLIE.

FINIS.

los que altruistamente emplean el examen anatómico para averiguar las causas y la naturaleza de las enfermedades, en especial de ésta. Mediante sus benefactores esfuerzos puede confirmarse su verdadera naturaleza y sugerir modos adecuados de mejoría e incluso de curación.

Con tales investigadores mantiene gran deuda el arte de sanar porque amplía sus capacidades para disminuir los males que afligen a la humanidad. Poco es el público consciente de la consideración que merecen los que, llevados por su celo profesional y su sentido del deber, se han dedicado voluntariamente a estos propósitos, en circunstancias muy desagradables y prohibidas. Cualquier persona razonable y sensible puede juzgar los beneficios producidos por los filantrópicos esfuerzos de un Howard; pero qué pocos son capaces de valorar el provecho que han supuesto para la humanidad los trabajos de Morgagni, Hunter o Baillie.

FINIS

www.ingramcontent.com/pod-product-compliance
Lightning Source LLC
Chambersburg PA
CBHW022041190326
41520CB00008B/678